# 锦鸡儿 | 苯丙烷代谢途径相关酶功能研究

杨飞芸 著

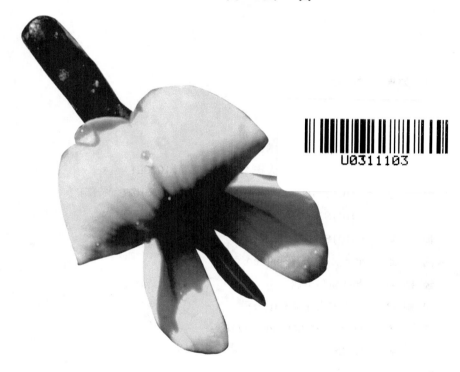

U0311103

中国农业科学技术出版社

**图书在版编目（CIP）数据**

锦鸡儿苯丙烷代谢途径相关酶功能研究／杨飞芸著．—北京：中国农业科学技术出版社，2019.11

ISBN 978-7-5116-4503-6

Ⅰ.①锦…　Ⅱ.①杨…　Ⅲ.①锦鸡儿–丙烷–中间代谢–酶–研究　Ⅳ.①R282.71 ②Q591.9

中国版本图书馆 CIP 数据核字（2019）第 256049 号

| | |
|---|---|
| 责任编辑 | 李冠桥 |
| 责任校对 | 贾海霞 |

| | |
|---|---|
| 出 版 者 | 中国农业科学技术出版社 |
| | 北京市中关村南大街 12 号　邮编：100081 |
| 电　　话 | （010）82109705（编辑室）　（010）82109702（发行部） |
| | （010）82109709（读者服务部） |
| 传　　真 | （010）82106650 |
| 网　　址 | http://www.castp.cn |
| 经 销 者 | 各地新华书店 |
| 印 刷 者 | 北京建宏印刷有限公司 |
| 开　　本 | 710mm×1 000mm　1/16 |
| 印　　张 | 10.25 |
| 字　　数 | 184 千字 |
| 版　　次 | 2019 年 11 月第 1 版　2019 年 11 月第 1 次印刷 |
| 定　　价 | 46.00 元 |

# 《锦鸡儿苯丙烷代谢途径相关酶功能研究》
# 著者名单

主　著：杨飞芸

副主著：李国婧　王瑞刚

参　著：杨　杞　李　高　白　洁

　　　　崔　爽　韩　晗

# 前　言

植物的苯丙烷代谢途径产生大量具有重要作用的植物次生代谢产物，对植物生长发育、抵御各种生物和非生物胁迫均有重要作用。苯丙烷类化合物的生物合成由苯丙氨酸开始，在一系列重要酶的催化下生成。其中，由苯丙氨酸经肉桂酸形成木质素单体的过程是苯丙烷类化合物代谢的中心途径。木质素生物合成途径从第一步苯丙氨酸开始到木质素单体的合成共需要 10 种酶参与，目前有关木质素单体合成中相关酶基因研究较多，也是木质素基因工程主要关注的基因。苯丙烷类化合物代谢途径另一个重要的分支是类黄酮代谢途径，与木质素代谢途径处于平行的地位。类黄酮的合成前体是苯丙氨酸和丙二酰辅酶A，在一系列酶的催化下，经羟基化、糖基化、甲氧基化、烷基化、酰基化和异戊烯基化过程生成不同的类黄酮化合物。

本书作者课题组经过十多年的潜心研究，对西北荒漠地区重要造林、绿化植物——柠条锦鸡儿和中间锦鸡儿苯丙烷代谢途径的重要酶进行了研究。分析了这些酶的结构，并对其功能进行了研究，将其中一些重要酶转入模式植物——拟南芥中进行了功能的进一步验证。为研究植物苯丙烷代谢途径提供了重要的基因源，为改变植物木质素和类黄酮含量提供了有效的途径，为锦鸡儿属植物的进一步开发利用提供了思路。可供植物、林学等相关研究领域的研究者参考。

本书由内蒙古自然科学基金重大项目（2019ZD05）和内蒙古自治区科技创新引导资金项目（KCBJ2018012）资助，研究工作在内蒙古自治区植物逆境生理与分子生物学重点实验室、内蒙古自治区科技创新团队和内蒙古自治区产业创新人才团队（草原英才工程）完成。

本书撰写中参考了较多国内外同行的相关文献和资料，在此表示诚挚的感谢。

由于著者水平有限，书中难免存在错误和不足之处，敬请读者批评赐教。

杨飞芸

**2019 年 10 月**

# 目　录

# 第一章　概　述

## 第一节　苯丙烷代谢途径

植物的新陈代谢有两种：初生代谢和次生代谢。生命活动必不可少的代谢是初生代谢，是所有植物共有的代谢途径。次生代谢是生物体合成生命非必需物质的过程，是相对于初生代谢而言的；是以初生代谢产生的一些物质为底物，通过其他代谢途径，生成一系列次生代谢产物，例如类黄酮类化合物、木质素、萜类化合物以及生物碱等。虽然次生代谢不是生命活动必需的代谢活动，但是植物的次生代谢在植物体内占有非常重要的地位。植物体在恶劣的生存环境下会产生抵抗外界环境的作用，次生代谢就是长期抵抗环境作用的结果，因此次生代谢产物常常用于抵御生物、非生物胁迫，例如干旱、水涝、盐碱、高低温、虫害和病原菌的侵害等。

植物的次生代谢途径繁多，且有条不紊地进行。其中两成以上的植物细胞代谢都通过苯丙烷代谢途径。此路径产生大量的植物次生代谢产物，并且都具有重要作用，例如花青素类化合物为植物界填充了色彩；类黄酮类化合物对UV辐射有一定的抵御能力；芪类化合物在植物体具有抗菌的作用；木质素作为结构物质起到支撑作用，同时对植物体生长发育有重要影响。

植物次生代谢途径的起始物是磷酸戊糖途径的中间产物 4-磷酸赤藓糖（E4P）和糖酵解的中间产物磷酸烯醇式丙酮酸（PEP），两者化合后经几步反应生成莽草酸。莽草酸途径在植物次生代谢途径中起到中心作用，为其他次生代谢途径提供底物。莽草酸经磷酸化形成 5-磷酸莽草酸后，再与 PEP 反应，生成分支酸。分支酸是莽草酸途径的重要枢纽物质，将代谢分为色氨酸合成方向及苯丙氨酸和酪氨酸合成方向。分支酸可以直接合成色氨酸，也可以转变成预苯酸，由预苯酸生成苯丙氨酸和酪氨酸。

苯丙氨酸、酪氨酸和色氨酸这三种芳香族氨基酸只能在植物和微生物体内合成。在高等植物体内，经莽草酸途径合成的芳香族氨基酸——苯丙氨酸和酪氨酸为苯丙烷类化合物生物合成的起始分子。由苯丙氨酸解氨酶催化苯丙氨酸脱氨形成肉桂酸，经香豆酸、阿魏酸、芥子酸等酚类酸的中间产物，可进一步转化为香豆素、绿原酸，也可以形成 CoA 酯、咖啡酸，再进一步转化为类黄酮类化合物、木质素等多酚类物质。

由苯丙氨酸经肉桂酸形成木质素单体的一系列过程是苯丙烷类化合物代谢的中心途径。木质素合成途径的前三步，即从苯丙氨酸生成对香豆酰辅酶 A 是植物苯丙氨酸代谢途径中共有的步骤，之后的几步为木质素合成的特异途径。木质素生物合成途径（图 1-1）从第一步苯丙氨酸开始到木质素单体的合成共需要 10 种酶参与。合成的木质素单体经过聚合成为木质素，目前有关木质素单体合成中相关酶基因研究较多，也是木质素基因工程主要关注的操作基因。木质素的生物合成是一个高耗能、不可逆的生物化学过程，与植物的生长发育和环境因素有关，包括光、糖含量、昼夜节律、植物激素和损伤等。

苯丙氨酸代谢途径另一个重要的分支就是类黄酮代谢途径，与木质素代谢途径处于平行的地位。类黄酮是在胞浆多酶复合体的催化下，经由苯丙烷代谢途径合成的。参与类黄酮生物合成途径（图 1-2）的酶主要包括：催化苯丙氨酸水解的苯丙氨酸解氨酶（Phenylalanine ammonialyase，PAL）、对肉桂酸进行羟基化的肉桂酸羟化酶（Cinnamate 4-hydroxylase，C4H）、连接 CoA 的 4-香豆酰 CoA 连接酶（4-coumaroyl：CoA ligase，4CL）、类黄酮生物合成途径的第一个酶——查尔酮合成酶（Chalcone synthase，CHS）、查尔酮还原酶（Chalcone reductase，CHR）、催化分子内环化反应的查尔酮异构酶（Chalcone isomerase，CHI）、异黄酮合成途径的异黄酮合成酶（Isoflavone synthase，IFS）和异黄酮还

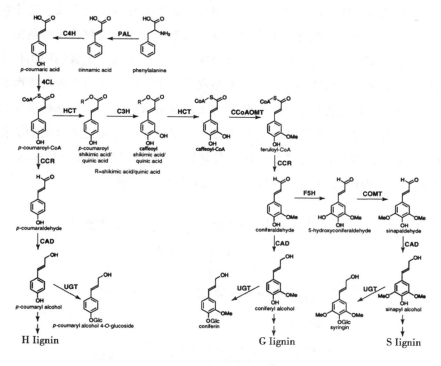

图 1-1 木质素合成主要途径

Fig. 1-1 The main biosynthetic pathway of lignin

原酶（Isoflavone reductase，IFR）、黄酮合成酶（Flavone synthase，FNS）、黄烷酮-3-羟化酶（Flavanone 3-hydroxylase，F3H）、类黄酮 3'-羟化酶（Flavonoid 3'-hydroxylase，F3'H）、类黄酮 3'，5'-羟化酶（Flavonoid 3'，5'-hydroxylase，F3'5'H）、黄酮醇合成酶（Flavonol synthase，FLS）、花青素合成途径的第一个酶——二氢黄酮醇 4-还原酶（Dihydroflavonol 4-reductase，DFR）、花色素合成酶（Anthocyanidin synthase，ANS）和花色素还原酶（Anthocyanidin reductase，ANR）等。

　　类黄酮的合成前体是苯丙氨酸和丙二酰辅酶 A，在上述一系列酶的催化下，经过羟基化、糖基化、甲氧基化、烷基化、酰化和异戊烯化过程生成不同的类黄酮类化合物。根据其生成的产物类别不同，可以将类黄酮生物合成途径分成三个阶段或方向。第一个阶段是黄酮和异黄酮类化合物的合成。这个阶段以黄烷酮类化合物——柚皮素为底物，分别以 FNS 和 IFS 为催化反应的酶；第二个阶段是黄酮醇类化合物的合成。以合成途径中产生的二氢黄酮醇类化合物为底物，在黄酮醇合成酶的作用下生成槲皮素、山萘酚、杨梅素等黄酮醇类化合物；第三个阶段是花色素和原花色素类化合物的合成。二氢黄酮醇类化合物在二氢黄酮醇还原酶的作用下，生成无色花色素，再经过花色素合成酶的作用生成花色素（花青素），这些花色素在类黄酮 3-O-糖基转移酶（Flavonoid 3-O-glucosyl transferase，FGT）的作用下，还可以生成花色苷。

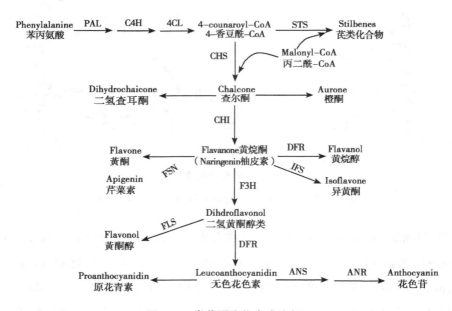

图 1-2　类黄酮生物合成途径

**Fig. 1-2　The simplified flavonoid biosynthesis pathway**

# 第二节　木质素代谢途径的重要酶

木质素是维管植物中广泛存在的芳香族多聚物，主要由羟基肉桂醇衍生而来。维管植物生物量的 20%～30% 是木质素，是含量仅次于纤维素的第二大类有机物质，也是最大的一类次生代谢物质。植物进化过程中木质素的产生被认为是陆生植物繁盛的关键原因之一。木质素主要存在于植物的次生壁中，它与纤维素、半纤维素共价结合在一起，增加了细胞壁的强度和刚性，使得植物能够直立生长；木质素的疏水性有利于水分的运输，增强输导组织强度；此外，木质素能够帮助植物抵抗病原菌和微生物、抵抗机械损伤、抵抗紫外辐射等。

木质素在不同种类植物和不同组织中的分布与它的功能密切相关。木质素通常沉积于次生细胞壁中，而不存在于初生细胞壁中。木本植物维管组织高度木质化，以保证为长距离的水分运输提供机械支持力。过去认为木质素只存在于维管植物中，近些年来的研究显示，苔藓和红藻中也存在木质素或木质素的类似物，而绿藻中则没有发现木质素。

木质素主要由三种醇类单体聚合而来，分别是香豆醇（p - Coumaryl alcohol）、松柏醇（Coniferyl alcohol）和芥子醇（Sinapyl alcohol）。根据聚合成木质素的单体不同，可将木质素分为 3 种不同的类型：S 型木质素，由紫丁香基丙烷单体聚合而成的紫丁香基木质素（Syringyl lignin）；G 型木质素，由愈创木基丙烷单体聚合而成的愈创木基木质素（Guaiacyl lignin）；H 型木质素，由对 - 羟基苯基丙烷单体聚合而成的对 - 羟基苯基木质素（Hydroxyphenyl lignin）。当木质素合成途径受到阻碍或干扰后，一些新的单体形式也会出现，参与到木质素的聚合过程中来。H 型和 G 型木质素在所有的维管植物中都存在，而 S 型木质素目前发现只在显花植物和卷柏属中存在。木质素生物合成途径从第一步苯丙氨酸开始到木质素单体的合成共需要 10 种酶参与，其中 H 型木质素合成过程较为简单，而 G 型和 S 型木质素的合成过程则更为复杂。

## 一、苯丙氨酸解氨酶（Phenylalanine ammonialyase，PAL）

苯丙氨酸解氨酶（EC 4.3.1.24）的作用是通过非氧化脱氨基作用将苯丙氨酸生成反式肉桂酸（Trans-cinnamic acid）。苯丙氨酸解氨酶是苯丙烷代谢途径的第一个关键酶，将初级代谢途径产物引入苯丙氨酸代谢途径。该途径中很多重要的次生代谢产物都与 PAL 酶活性有关，所以 PAL 与植物生长发育及抗病、抗虫害、抗逆境密切相关。研究发现，PAL 最早在一种多细胞的植物——团藻中出现。

## 二、肉桂酸 4-羟基化酶（Cinnamate 4-hydroxylase，C4H）

肉桂酸 4-羟基化酶（EC 1. 14. 13. 11）可以将反式肉桂酸催化生成对-香豆酸（p-Coumarate），属于细胞色素 P450 单氧化酶。C4H 可能是木质素合成途径中最为保守的，进化分析显示单子叶植物 C4H 和双子叶植物 C4H 之间并没有明显的分离。*C4H* 基因在植物所有组织中都有表达，受到光、机械损伤和真菌的诱导。据报道，拟南芥中仅存在一个 *C4H* 基因。拟南芥 *C4H* 突变体 *ref*3 植株矮小、维管组织崩塌、木质素含量降低。

## 三、香豆酸辅酶 A 连接酶（4-Hydroxycinnamoyl-CoA ligase，4CL）

香豆酸辅酶 A 连接酶（EC 6. 2. 1. 12）催化各种羟基肉桂酸生成相应的硫酯。*4CL* 在各类植物中都以基因家族的形式存在，而且不仅仅与木质素合成有关，目前的研究较多集中在与木质素合成有关系的 *4CL* 上。例如，拟南芥中有 4 个 *4CL*，而且还有 9 个 *4CL* 类似基因。其中 *4CL1* 和 *4CL2* 与植物木质化有关，*4CL3* 与类黄酮代谢有关，*4CL4* 的功能还需进一步研究。

## 四、莽草酸/奎宁酸羟基肉桂酰转移酶（Hydroxycinnamoyl-CoA shikimate / quinate hydroxycinnamoyl transferase，HCT）

莽草酸/奎宁酸羟基肉桂酰转移酶（EC 2. 3. 1. 133）是木质素合成途径中研究较晚的一个酶，HCT 处于 C3H 催化的苯丙烷 C3 羟基化的上游和下游，与 C3H 共同催化了从对-香豆酰辅酶 A 到咖啡酰辅酶 A 的转化过程。拟南芥 *HCT* 基因突变体 *hct* 生长矮小、木质素含量下降、S 和 G 型木质素下降、S/G 上升、H 型木质素增加。通过 RNA 干扰对 HCT 进行研究同样发现 HCT 被抑制后引起木质素含量下降及不同木质素组分的改变。因此，HCT 在木质素合成过程中起着重要的作用。

### 五、香豆酸 3-羟基化酶（p-Coumaroyl shikimate 3-hydroxylase，C3H）

香豆酸 3-羟基化酶（EC 1.14.13.36）属于细胞色素 P450 单氧化酶，催化对-香豆酰莽草酸/奎宁酸（p-Coumaroyl shikimate / quinate）到咖啡酰莽草酸/奎宁酸（Caffeoyl shikimate / Quinate）的 C3 位置的羟基化反应。

C3H 基因是木质素合成途径中家族成员最少、序列最保守的基因，对木质素的合成起着重要作用。对拟南芥 C3H（CYP98A3）基因的研究表明，当 C3H 基因突变后，ref8 突变纯合体中木质素的总量下降，而且组成比例发生改变，植物表现极度矮小的表型，但 ref8 突变杂合体植物与野生型并没有明显区别。白杨中降低 C3H 基因的表达后，木质素总量下降到原来的一半，其中 G 型和 S 型木质素下降，但是原本含量很低的 H 型木质素明显增加。苜蓿中对 C3H 基因的研究也有类似的结果。

### 六、咖啡酰-辅酶 A 甲基转移酶（Caffeoyl-CoA O-methyl transferase，CCoAOMT）

木质素单体合成过程中有两步甲基化反应，其中咖啡酰-辅酶 A 甲基转移酶（EC 2.1.1.104）主要催化羟基辅酶 A 酯的甲基化反应，将咖啡酰辅酶 A 转化成阿魏酰辅酶 A。CCoAOMT 基因最早在欧芹中克隆得到，随后在百日草中被证明和木质素的合成有关。CCoAOMT 在各种植物中也存在较多的基因家族成员，例如拟南芥有 7 个 CCoAOMT 基因。拟南芥 CCoAOMT1 基因突变体的木质素含量明显低于野生型。CCoAOMT 是一个木质素基因工程操作中的重要基因，有很多相关的研究报道。

## 七、肉桂酰辅酶 A 还原酶（Cinnamoyl-CoA reductase，CCR）

肉桂酰辅酶 A 还原酶（EC 1.2.1.44）是木质素特异合成途径中的关键酶，可以催化 3 种羟基肉桂酸的 CoA 酯的还原反应，生成相应的肉桂醛。

通过 GenBank 检索发现很多植物的 CCR 基因全长或部分序列都已经被克隆，例如拟南芥、桉树、大麻、杨树、玉米、卷柏、大豆、苜蓿、烟草、银合欢等。经过最近十几年的研究，CCR 基因的功能逐步被人们所认识。首先，CCR 酶的活性对植物木质素的含量及组分有着重要的影响。很多研究都显示 CCR 表达量降低导致植物木质素含量下降、木质素组成发生改变，而且造成植物生长异常、植株矮小等症状。因此，通过 CCR 基因调控植物木质素的组成和含量是木质素基因工程中重要的手段，从而达到改良植物品质的目的。

其次，CCR 基因与植物的抗逆、抗病性有着重要的关系，植物细胞壁的木质化能够提高植物的抗逆、抗病能力。对拟南芥 AtCCR2 和玉米 ZmCCR2 的研究显示它们受到病原菌的诱导，这表明 CCR 基因可能参与了植物的抗病防御反应，但其具体的分子机理还有待于进一步研究。

## 八、阿魏酸 5-羟基化酶（Ferulate 5-hydroxylase，F5H）

阿魏酸 5-羟基化酶（EC 1.14.-.-）是合成 S 型木质素的关键酶，是木质素合成中的第三个细胞色素 P450 单氧化酶。F5H 最早仅在显花植物中发现，最近的研究表明卷柏中也存在 F5H 基因。如果 F5H 的活性被抑制，S 型木质素含量会大大下降甚至消失。拟南芥 F5H 基因突变体 f5h1-2 中 S 型木质素几乎消失。在植物中过量表达 F5H 基因，木质素的组成中 S 型木质素会大为增加。由此可见，F5H 基因是 S 型木质素合成中最为重要的一个基因。

## 九、咖啡酸-O-基转移酶（Caffeic acid O-methyltransferase, COMT）

咖啡酸-O-基转移酶（EC 2.1.1.68）催化木质素合成过程中另一个甲基化过程。COMT 一开始被认为是一个双功能酶，催化咖啡酸形成阿魏酸和催化 5-羟基阿魏酸形成芥子酸，后来的研究结果表明 COMT 对 S 木质素的前体 5-羟基阿魏酸表现出比对咖啡酸更高的活性，占了绝对主要的地位。COMT 的甲基化不仅能在酸的水平上进行，而且能在醛和醇的水平上进行，COMT 和 F5H 都对 S 型木质素的合成至关重要。*COMT* 是木质素合成酶基因中最不保守的，在不同物种和不同家族成员中氨基酸序列差别很大。拟南芥 *COMT* 基因突变体影响木质素含量及组成结构。

## 十、肉桂醇脱氢酶（Cinnamyl-alcohol dehydrogenase, CAD）

肉桂醇脱氢酶（EC 1.1.1.195）催化木质素单体合成中的最后一步反应，它催化三种单体合成过程中的肉桂醛还原成各自对应的醇类。CAD 是木质素合成途径中第一个被研究的酶。*CAD* 在各种植物中的家族成员也较多，例如拟南芥中存在 9 个 *CAD* 基因。拟南芥 *CAD* 基因突变体的研究显示，*CAD* 基因突变体木质素的总含量降低，并影响木质素的结构组成。

# 第三节　类黄酮代谢途径的重要酶

类黄酮（Flavonoid）是广泛存在于植物中的次级代谢产物，最早是指基本母核为 2-苯基色原酮（2-Phenyl-chromone）的化合物，近年来泛指两个苯环通过脂肪族三碳链（缩合为一个含氧的吡喃环）相互联结而成的、具有 C6-C3-C6 基本骨架的一系列低分子量酚类化合物。类黄酮的基本骨架结构见图 1-3。在植物体内，类黄酮有一部分是以游离态（苷元）的形式存在于木质部组织中，大部分与糖结合成苷类存在于花、叶、果实等中。

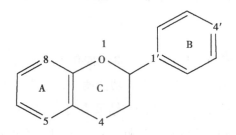

图 1-3 类黄酮的基本骨架结构

Fig. 1-3 Basic skeleton structure of flavonoids

迄今为止，已有 10 000 多个类黄酮类化合物被分离鉴定。天然类黄酮类化合物根据脂肪族三碳链（C 环）的不饱和程度、氧化程度、是否开环，B 环在 C 环上的连接位置（2-位或 3-位）等特点，可分成黄酮类（Flavones）、黄酮醇类（Flavonols）、二氢黄酮醇类（Flavanonols）、查尔酮类（Chalcones）、二氢查尔酮类（Dihydrochalcone）、黄烷酮类（Flavanones）、花青素类（Anthocyanins）、异黄酮类（Isoflavones）、橙酮类（Aurones）、黄烷-3-醇类（Flavan-3-ols）和生物类黄酮类（维生素 P）（Bioflavonoids）等 11 个亚类。

黄酮类化合物是类黄酮非常重要的一个亚类，以葡萄糖苷的形式广泛存在于叶、花和果实中，常见的黄酮类化合物有芹菜素（Apigenin）、木樨草素（Luteolin）等。芹菜、欧芹、红辣椒、洋甘菊、薄荷和银杏等植物中黄酮类含量丰富。黄酮类化合物 C 环的第 2-位和 3-位碳之间形成一个双键，第 4-位碳上有羰基。大多数蔬菜和水果的黄酮类化合物在 A 环的第 5-位碳上连有羟基，但也有一些黄酮类会在其他位置连上羟基，如在 A 环的 7-位或 B 环的 3'-位和 4'-位，从而形成不同种类的黄酮类物质。

黄酮醇类是带有羰基的类黄酮，是原花青素的前体物质。黄酮醇大量存在于多种水果和蔬菜中，研究最多的黄酮醇是槲皮素（Quercetin）、山奈酚（Kaempferol）和杨梅素（Myricetin）等。洋葱、甘蓝、生菜、西红柿、苹果、葡萄和浆果中黄酮醇含量很高。除水果和蔬菜以外，茶和红酒也是黄酮醇的重要来源。黄酮醇在 C 环第 3-位碳上有羟基，其在甲基化和羟基化模式上也有很大差异。考虑到不同的糖基化模式，黄酮醇可能是水果和蔬菜中类黄酮类化合物最常见和最大的亚类。

花青素是存在于植物（主要指蔬菜、花卉和水果）中的水溶性类黄酮类天然色素，由糖苷和糖苷配基结合而成，是植物除叶绿素以外最主要的呈色物质。已知的天然花青素有 600 多种，其中植物中含量较高的为：矢车菊色素（Cyanidin）、芍药色素（Peonidin）、飞燕草色素（Delphinidin）、天竺葵色素（Pelargonidin）、牵牛花色素（Petunidin）和锦葵色素（Malvidin），这几类花青素也是被研究的最多、最深入的。不同种类花青素结构上的差异主要源于羟基的数量、结合到该分子上的糖苷的特性和数量以及结合的位置等。花青素的颜色取决于 pH 值以及结构上的差异，如 A 环和 B 环上羟基的甲基化或酰基化状态。在酸性条件下，非酰化和单酰化花青素的颜色主要是由 B 环的取代基决定的，B 环上羟基取代基数量的增加会导致最大吸收波长向长波方向移动。

花青素主要存在于植物的外层细胞层中，如红葡萄、草莓、蓝莓、彩椒、紫甘蓝、牵牛花和玫瑰花等的表皮层。由于 pH 值、结构等的改变，花青素会呈现不同颜色，从而赋予蔬菜、水果、花卉等植物五彩缤纷的色泽，且花青素含量越高颜色越深。研究结果表明，花青素是一种生物学活性多样的类黄酮类化合物。花青素具有抗炎症、抗衰老、抗过敏、抗肿瘤等生物学活性，同时其抗氧化能力非常强，对于人类多种疾病治疗以及癌症的预防与治疗都具有重要的意义，并且对于降低心血管疾病、糖尿病及肥胖症的发生率都具有积极的作用。

类黄酮分布广泛，在植物的生长、发育、开花、结果及耐盐、抗旱、抵抗紫外线、抗菌、抗病等方面都起着重要作用。类黄酮类物质是具有多种生物学活性的一类植物次级代谢产物，具有重要的食用和药用价值，一直以来都受到国内外众多研究者的高度重视。近三十年来，类黄酮研究领域一直非常活跃，并获得了许多重要进展。

## 一、查尔酮合成酶（Chalcone synthase，CHS）

查尔酮合成酶（EC 2.3.1.74）是植物类黄酮生物合成途径的第一个酶，也是该代谢途径中的关键酶和限速酶，催化 1 分子 4-香豆酰辅酶 A 和 3 分子丙二酰辅酶 A 缩合生成类黄酮生物合成的骨架——柚皮苷查尔酮（Naringenin chalcone），是苯丙烷代谢途径中类黄酮合成支路的起点。查尔酮合成酶是查尔酮合酶超基因家族，即植物Ⅲ型聚酮合酶（Polyketide synthases，PKS）超基因家族的核心成员。研究认为 CHS 最早出现于陆地植物和藻类植物分开之后，苔藓植物起源之前。在进化过程中，由于全基因组加倍、特异的谱系扩张、染色体片段复制、串联复制、转座子复制、可能的拷贝丢失以及功能分歧等方式，逐步生成许多类 CHS（CHS-like）蛋白，如 STS（芪合酶，Stilbene synthase）、BAS（苯亚甲基丙酮合酶，Benzalacetone synthase）、ACS（吖啶酮合酶，Acridone synthase）、BBS（联苄合酶，Bibenzyl synthase）、2PS（2-吡喃酮合酶，2-pyrone synthase）等相似基因。

查尔酮合成酶是一个多基因家族，但由于在进化上源自共同的祖先，因此不同基因的编码区同源性很高，其结构和催化机制也极其相似。序列分析表明该基因一般含有两个外显子和一个内含子，内含子位于第 60 位左右的半胱氨酸密码子内第 1 和第 2 个碱基之间，其长度从几十到几千个碱基对。外显子 1 和外显子 2 分别编码为 57~64 个和 340 个氨基酸，外显子 2 在长度和序列上更保守一些。CHS 通常含有两个亚基，其催化中心由四个高度保守的氨基酸残基（$Cys^{169}$、$His^{307}$、$Asn^{340}$、$Phe^{219}$）组成，位于外显子 2 中。

由于查尔酮合成酶在植物抵抗紫外辐射、干旱、高盐、损伤等非生物胁迫和病原微生物、病虫害等生物胁迫以及细胞发育和分化、花青素积累等方面起着重要的作用，因此其基因家族的不同成员可由不同的调控方式所调节，例如机体发育调控、组织特异性调控等；对不同环境因素刺激的敏感程度也不同，如由光诱导、病原体侵染、机械损伤及其他逆境响应而诱导的转录及由其他调节基因控制的转录。多项研究表明查尔酮合成酶基因大量表达可提高植物的抗逆性，已成为目前 *CHS* 基因研究的一个热点。

## 二、查尔酮异构酶（Chalcone isomerase，CHI）

查尔酮异构酶（EC 5.5.1.6）是类黄酮合成途径中的第二个关键酶，催化分子内的环化反应。查尔酮异构酶是一个多基因家族，但由于在进化上源自共同的祖先，因此不同基因的编码区同源性很高，其结构和催化机制也极其相似。但在不同物种中，其基因拷贝数和时空表达模式存在很大差异，并且受到多种因素的诱导。查尔酮异构酶是植物体内花青素以及其他类黄酮合成的必需酶，通常以单体的形式存在于植物中，由于其蛋白三维折叠结构的特异性，因此常作为植物特有的标记基因。作为类黄酮合成途径上游的重要酶，查尔酮异构酶对调控整个代谢途径起着重要作用，直接影响下游各种类黄酮化合物，如异黄酮、花青素等的含量。近年来，应用外源 *CHI* 基因转化植物的研究报道很多，主要集中在改变观赏植物的花色和提高果蔬、药用植物中类黄酮的含量等方面。

## 三、黄酮醇合成酶（Flavonol synthase，FLS）

黄酮醇合成酶（EC 1.14.11.23）是黄酮醇支路的第一个酶，可直接调控该支路，是类黄酮与儿茶素合成途径的桥梁，催化黄酮羟基化，生成黄酮醇类。黄酮醇合成酶使二氢黄酮类物质的第三个碳原子发生羟基化，生成黄酮醇类物质。在植物中非常保守，属于2-酮戊二酸依赖型的双加氧酶（2-Oxoglutarate dependent dioxygenase，2-ODD）家族，该家族还包括很多黄酮类化合物生物合成途径中的催化酶，例如黄酮合成酶Ⅰ，黄烷酮-3-羟化酶以及花青素合成酶。研究证明，该家族中的某些酶有时会具有相同的催化功能，即存在功能冗余现象，例如拟南芥中的 AtFLS1 既存在黄酮醇合成酶的功能，又具有F3H的催化功能，可将柚皮素转变为二氢山奈酚；柑橘中的 FLS 也具有类似现象，可以催化二氢山奈酚和柚皮素转变成山奈酚。

黄酮醇合成酶是由多基因编码的，在不同植物中的拷贝数不同。例如拟南芥中存在 6 个 *FLS* 成员，各个成员的表达量，催化效率和底物偏爱性均不同。关于 *FLS* 基因在表达上的调控已在很多植物中得到证实。处于不同生长发育时期的植物体内该基因的表达量存在很大差异，例如在烟草、矮牵牛、洋桔梗等物种中，开花前期，随着花蕾的生长，*FLS* 的表达量逐渐上升，到花蕾即将开放的时候，其表达量达到最高，花朵开放后，花瓣中 *FLS* 的表达量快速减少。*FLS* 基因在不同部位的表达也存在很大差异。例如，在温州蜜橘中，*FLS* 的主要表达部位是幼嫩的叶中，老叶中也有表达，但表达量较低，随着果实的成熟，果肉中的 *FLS* 表达量逐渐下降，而果皮中的表达量一直很高。

### 四、黄烷酮-3-羟化酶（Flavanone 3-hydroxylase，F3H）

黄烷酮-3-羟化酶（EC 1.14.11.9）是类黄酮代谢途径的中枢位点，可将黄烷酮类底物羟基化生成二氢黄酮醇类化合物，调控整个代谢途径中黄酮醇和花青素的合成。黄烷酮-3-羟化酶（F3H）属于 2-O-酮戊二酸和铁离子依赖的双加氧酶超家族（2-ODD），除了底物柚皮素外，反应还需要 2-酮戊二酸、氧、铁和抗坏血酸。研究表明，*F3H* 在大多数物种中以单拷贝形式存在，也有多拷贝形式的。不同物种 *F3H* 具有较高的相似度，其编码区高度保守，结构和催化机制也极其相似。该基因的时空表达模式存在很大差异，并且受到紫外辐射、干旱、NaCl、温度和光照等多种因素的诱导。转基因研究表明，抑制或过表达该基因可以引起植物体内黄酮醇、异黄酮和花青素等类黄酮含量发生改变。

### 五、芪合酶（Stilbene synthase，STS）

芪合酶（EC 2.3.1.95）是植物Ⅲ型聚酮合酶的一类，属于查尔酮合酶超基因家族，是芪类化合物合成的必需酶和关键酶，以苯丙烷代谢途径的中间产物——辅酶 A（如香豆酰辅酶 A、肉桂酰辅酶 A 等）和丙二酰辅酶 A 为底物合成芪类化合物的分子骨架。*STS* 的基因结构与 *CHS* 相同，即包含两个外显子和一个内含子。这两类基因的相似性也很高，氨基酸水平的相似度一般在 70%～

95%。研究表明，只需将查尔酮合成酶的几个氨基酸发生突变，就可使其具有芪合酶活性。查尔酮合酶和芪合酶在催化过程中形成不同的氢键网络结构。

芪合酶又称为二苯乙烯合酶，目前共发现两种类型：第一类是在松属（Pinus Linn）植物中发现的以丙二酰-CoA 和肉桂酰-CoA 为底物的赤松素合成酶（Pinosylvin Synthase，PS）；第二类是在其他植物中发现的以丙二酰-CoA 和香豆酰 – CoA 为底物的白藜芦醇合成酶（Resveratrol Synthase，RS，EC 2.3.1.95）。白藜芦醇合成酶是白藜芦醇生物合成中唯一必需的酶，以 3 分子丙二酰-CoA 和 1 分子香豆酰-CoA 为底物生成 3，4，5-三羟基反式芪。白藜芦醇合成酶只存在于有白藜芦醇合成的少数植物中，大多数植物都缺乏白藜芦醇合成酶基因，因此，应用白藜芦醇合成酶基因转化植物产生白藜芦醇的研究越来越受到重视。

# 第二章　木质素代谢途径相关酶功能研究

## 第一节　实验材料与方法

### 一、实验材料

1. 植物材料

柠条锦鸡儿、中间锦鸡儿种子分别采自内蒙古自治区赤峰市和呼和浩特市和林格尔县，播种于装有蛭石的培养钵中，置于 25℃、16h 光照/8h 黑暗、光照强度 7 000~8 000lx 条件下培养。取一个月苗龄小苗用于实验。拟南芥 *C3H* 基因突变体 *ref8* 由普渡大学 Clint Chapple 教授惠赠。

2. 菌株、质粒和试剂盒

（1）菌株。大肠杆菌 DH5α、根癌农杆菌 GV3101 保存于内蒙古自治区植物逆境生理与分子生物学重点实验室。

（2）质粒。克隆载体 pMD19-T 购自 TaKaRa 公司，Amp 抗性；平末端克隆载体 *pEASY*-Blunt Cloning-Vector 购自全式金公司，Amp/Kan 抗性；植物表达载体 pCHF3 和 pBI-xs 保存于内蒙古自治区植物逆境生理与分子生物学重点实验室，Kan 抗性，CaMV 35S 启动子。

（3）试剂盒及部分试剂。5'-RACE 试剂盒（TaKaRa，D315），3'-RACE 试剂盒（TaKaRa，D314），荧光定量 PCR 试剂盒（SYBR Premix Ex Taq，TaKaRa），Genome Walking Kit（TaKaRa，D316），植物基因组提取试剂盒（天根，

DP320)，琼脂糖凝胶回收试剂盒（天根，DP209)，质粒小提试剂盒（天根，DP103)。

*rTaq* DNA 聚合酶、高保真酶 PrimeSTAR® HS DNA Polymerase、反转录试剂（TaKaRa，购自宝生物工程大连有限公司）、限制性内切酶（购自 Fermentas 公司）、T₄DNA 连接酶（购自 NEB 公司）、DNA Marker（购自 Invitrogen)。

EDTA、Tris 等化学药品（购自上海生工生物工程有限公司）、氨苄青霉素、卡那霉素、庆大霉素等抗生素及琼脂糖、酵母提取物、胰蛋白胨等（购自 Oxoid 公司）、无水乙醇、异戊醇、苯酚、氯仿、冰醋酸等其他生化试剂均为国产分析纯。

3. 主要培养基配制

（1）MS 培养基。MS 母液组成及配方参考李胜等（2007）方法。

（2）LB 培养基。参照《分子克隆》第 3 版。Tryptone 10 g，Yeast extract 5 g，NaCl 5 g，调 pH 值至 7.0，去离子水定容到 1 000 mL（固体培养基加 15 g 琼脂粉)，121℃高压灭菌 20 min。

4. 主要仪器设备

德国 Biometra 公司 PCR 仪；Roche 公司 LightCycler 480 荧光定量 PCR 仪；德国 Eppendorf 公司 5810R 型冷冻离心机、常温离心机；英国 SYNGENE 公司凝胶成像仪；美国 Beckman Coulter 公司 DU 800 型微量核酸分析仪；Eppendorf 微量移液器等。

5. 引物和测序

本实验所有引物由 Primer Premier 5.0 设计，引物合成由上海生工生物工程有限公司完成，实验涉及的所有引物序列见附表 1。测序由北京华大基因有限公司（BGI）和上海生工生物工程有限公司完成。

## 二、实验方法

1. 柠条锦鸡儿基因组 DNA 的提取

利用植物基因组提取试剂盒（天根，DP320）进行柠条锦鸡儿基因组 DNA

的提取，具体操作过程按试剂盒说明书进行。

2. 柠条锦鸡儿总 RNA 提取及反转录

（1）RNA 的提取。

①研钵中磨样，不时加入液氮，防止样品融化，每 60～70 mg 研磨好的样品装入加有 1 mL Trizol 的 1.5 mL 离心管中。

②加入 335 μL KAc（5 M，pH 值为 4.8），涡旋混匀，将离心管置于冰上冰浴 20～30 min。

③离心，12 000 r/min，6 ℃，15 min。

④小心吸取上清（约 1 mL），加入 400 μL 氯仿，涡旋混匀，静置 3 min。

⑤离心，12 000 r/min，6 ℃，15 min。

⑥小心吸取上清（约 750 μL），加入 400 μL 氯仿，涡旋混匀，静置 3 min。

⑦离心，12 000 r/min，6 ℃，15 min。

⑧小心吸取上清（约 500 μL），加入 2 倍体积无水乙醇，-20℃沉淀 30 min 以上，12 000 r/min 离心 20 min。

⑨弃上清，加入 1 mL 75%乙醇洗涤沉淀，1 200 r/min 离心，6 ℃，5 min。

⑩弃上清，晾干，重新溶于 200 μL DEPC 水中，加入 1/10 体积 NaAc（3 M，pH= 5.2），加入等体积异丙醇，-20 ℃沉淀 30 min 以上。

⑪12 000 r/min 离心 20 min。

⑫弃上清，加入 1 mL 75%乙醇洗涤沉淀，1 200 r/min 离心，6 ℃，5 min。

⑬弃上清，晾干，溶于 10 μL DEPC 水中。

注：KAc 工作液终浓度为 5 mol/L（用前加热重新溶解），pH 值为 4.8；NaAc 工作液终浓度为 3 mol/L，pH 值为 5.2。加入 DEPC（终浓度为 0.01%），搅拌过夜，高压灭菌。

（2）RNA 样品中的 DNA 去除。

①在 RNase free 的 1.5 mL 离心管中加入下列试剂（Total volume：20 μL）。

Total RNA 样品         10 μg

10×DNase I buffer        2 μL

| DNase Ⅰ （RNase free，5 U/μL） | 1 μL |
|---|---|
| RNase Inhibitor （40 U/μL） | 0.2 μL |
| DEPC 处理的水 | 至 20 μL |

②混匀，37℃水浴中反应 30 min。

③加 1 μL 0.5 mol/L EDTA（pH＝8.0）。

④于 80 ℃水浴 2 min 以终止反应，立即置于冰上冷却。

⑤在上述的去除了 DNA 后的 RNA 样品中加 79 μL DEPC 处理的水定容至 100 μL。

⑥加入 10 μL 3 mol/L NaAc，250 μL 预冷的无水乙醇，冰浴 10 min。

⑦4 ℃，13 500 r/min 离心 15 min，弃上清。

⑧加入预冷的 70% 乙醇洗涤沉淀，4 ℃，13 500 r/min 离心 5 min，弃上清。

⑨室温下干燥沉淀。

⑩用 20 μL DEPC 处理的水溶解沉淀。

⑪利用紫外分光度计对 RNA 样品进行定量。

3. cDNA 的合成

（1）在 1.5 mL RNase free 的离心管中，加入以下样品。

| RNA 样品 | 1 μg |
|---|---|
| Oligo d（T）18（50 μmol/L） | 1 μL |
| DEPC 处理的水 | 至 6 μL |

（2）70 ℃，水浴 10 min。

（3）立即置于冰上冷却，短暂离心。

（4）在上述准备好的 RNA 样品中加入下列试剂。

| 5×M-MLV buffer | 2 μL |
|---|---|
| dNTPs（10 mmol/L each） | 0.5 μL |
| RNase inhibitor （40 U/μL） | 0.25 μL |
| 反转录酶（M-MLV，200 U/μL） | 0.75 μL |

DEPC 处理的水                          0.5 μL

（5）混匀后，42 ℃水浴 1 h。

（6）70 ℃保温 15 min 后，立即冰浴冷却，短暂离心，冻存于-80 ℃冰箱保存备用。

注：当锦鸡儿 cDNA 用于克隆时，取 1 μL 即可直接用于 PCR。

4. 基因中间片段序列的获得

检索已经报道的植物木质素合成相关基因 COMT、CCR、HCT、F5H、C3H 的基因序列，同时从实验室已有的转录组数据库中筛选相关基因片段，根据这些基因的保守区，分别设计简并引物。利用简并引物扩增基因的中间序列，扩增产物胶回收纯化后与 pMD19-T 载体连接，转入大肠杆菌 DH5α 感受态细胞中，37 ℃过夜培养后，挑取单克隆进行菌落 PCR 及酶切鉴定阳性克隆，并将菌液送往华大测序。每个基因中间片段克隆具体描述如下。

（1）CkCOMT 基因中间片段的克隆。根据已经公布的植物 COMT 基因的保守区域，设计简并引物 COMT2-1 和 COMT2-2，以柠条锦鸡儿 cDNA 为模板，用 rTaq（TaKaRa 公司）进行 PCR 扩增。

PCR 扩增条件：94 ℃预变性 3 min，94 ℃变性 15 s，47℃退火 30 s，72 ℃延伸 30 s，72 ℃补充延伸 5 min，30 个循环。

（2）CkCCR 基因中间片段的克隆。根据 NCBI 上已经报道的植物 CCR 基因氨基酸、核苷酸序列设计两对简并引物。以合成的 cDNA 第一链为模板，采用巢式 PCR 方法，以 CCR2-1、CCR2-2 作为第一轮 PCR 引物，将其产物稀释 50 倍再以 CCR1-1、CCR1-2 作为第二轮 PCR 引物进行扩增。

反应条件分别为：第一轮 94 ℃预变性 5 min，94 ℃变性 30 s，49 ℃退火 30 s，72 ℃延伸 1 min，72 ℃补充延伸 10 min，30 个循环；第二轮 94 ℃预变性 5 min，94 ℃变性 30 s，49 ℃退火 30 s，72 ℃延伸 30 s，72 ℃补充延伸 10 min，30 个循环。将扩增到的产物连入 pMD19-T，转化大肠杆菌 DH5α 感受态，菌落 PCR 及酶切验证挑选重组子，菌液送测序。

（3）CkHCT 基因中间片段的克隆。在 GenBank 数据库中检索已发表的不同

植物 *HCT* 基因的氨基酸和核苷酸序列，利用 Clustalx 进行比对分析，寻找 *HCT* 基因序列的保守区域；使用 Primer Premier 5.0 根据 *HCT* 基因的氨基酸序列的保守区域设计巢式 PCR 的简并引物 HCT1-1、HCT1-2、HCT1-3，见附表 1。

以反转录得到的 cDNA 第一链为模板，使用 rTaq 酶进行 PCR 扩增。引物 HCT1-1、HCT1-3 做第一轮 PCR，反应条件为：第一轮 94 ℃预变性 5 min；94 ℃变性 30 s；50 ℃退火 30 s；72 ℃延伸 2 min；72 ℃补充延伸 10 min。30 个循环。

将第一轮产物稀释 100 倍作为模板，引物 HCT1-2、HCT1-3 做第二轮 PCR，反应条件为：94 ℃预变性 5 min；94 ℃变性 30 s；46 ℃退火 30 s；72 ℃延伸 1 min；72 ℃补充延伸 10 min。30 个循环。

（4）*CkF5H* 基因中间片段克隆。根据已经公布的植物 F5H 基因的保守区域，设计简并引物 F5H1-1 和 F5H1-2，F5H2-1 和 F5H2-2，以柠条锦鸡儿 cDNA 为模板，用 *rTaq*（TaKaRa 公司）进行巢式 PCR 扩增。以 F5H2-2、F5H2-1 扩增第一轮；F5H1-1、F5H1-3 扩增第二轮。

反应条件为：第一轮 94 ℃预变性 5 min；94 ℃变性 30 s；48 ℃退火 30 s；72 ℃延伸 2 min；72 ℃补充延伸 10 min。30 个循环。

将第一轮产物稀释 100 倍作为模板，引物 F5H1-1、F5H1-3 做第二轮 PCR，反应条件为：94 ℃预变性 5 min；94 ℃变性 30 s；54 ℃退火 30 s；72 ℃延伸 1 min；72 ℃补充延伸 10 min。30 个循环。

（5）*CkC3H* 基因中间片段的克隆。根据已经公布的植物 C3H 基因的保守区域，设计简并引物 C3H1-1 和 C3H1-2，以柠条锦鸡儿 cDNA 为模板，用 *rTaq*（TaKaRa 公司）进行 PCR 扩增。

PCR 扩增条件：94 ℃预变性 3 min，94 ℃变性 15 s，56 ℃退火 30 s，72 ℃延伸 30 s，72 ℃补充延伸 5 min，30 个循环。

5. cDNA 末端快速扩增（RACE）

cDNA 末端快速扩增（Rapid amplification of cDNA ends，RACE）技术是获得真核生物 cDNA 全长的有效方法，本研究利用大连宝生物（TaKaRa）RACE

试剂盒对目的基因型进行 cDNA 全长的扩增。

（1）3'-RACE 扩增。根据测序得到的 *CkC3H*、*CkF5H*、*CkCCR*、*CkCOMT*、*CkHCT* 基因各自的中间片段设计各自所用的 3'-RACE 引物。引物设计要求参照试剂盒说明书，引物序列见附表 1。

具体实验操作流程完全按照 3'-RACE 试剂盒说明书进行。

（2）5'-RACE 扩增。根据测序得到的 *CkC3H*、*CkF5H*、*CkCCR*、*CkCOMT*、*CkHCT* 基因各自的中间片段设计各自所用的 5'-RACE 引物。引物设计要求参照试剂盒说明书，引物序列见附表 1。

具体实验操作流程完全按照 5'-RACE 试剂盒说明书进行。

6. 目的基因全长 cDNA 和 gDNA 的克隆和测序

（1）*CkCOMT* 全长 cDNA 扩增。根据 3'-RACE 和 5'-RACE 测序获得的序列与中间片段进行拼接得到的全长 cDNA 序列，设计特异性的全长引物 COMT-OV-1 和 COMT-OV-2 对拼接结果进行验证。

以反转录后的 cDNA 为模板，使用 PrimerSTAR 扩增到柠条锦鸡儿 cDNA 全长。反应条件为：94 ℃预变性 3 min，94 ℃变性 30 s，58 ℃退火 30 s，72 ℃延伸 90 s，72 ℃补充延伸 10 min，30 个循环。

（2）*CkCCR* 全长 cDNA 扩增。根据 3'-RACE 和 5'-RACE 测序获得的序列与中间片段进行拼接得到的全长 cDNA 序列，设计特异性的全长引物 CCR-OV-1 和 CCR-OV-2 对拼接结果进行验证。

以反转录后的 cDNA 为模板，使用 PrimerSTAR 扩增到柠条锦鸡儿 cDNA 全长。反应条件为：94 ℃预变性 3 min，94 ℃变性 30 s，58 ℃退火 30 s，72 ℃延伸 90 s，72 ℃补充延伸 10 min，30 个循环。

（3）*CiCCR2* 和 *CiCCR3* 全长 cDNA 扩增。根据从本实验室 SSH 文库中筛选到的具有完整 ORF 的 *CiCCR2* 和 *CiCCR3* 基因的 cDNA 序列设计扩增全长的特异性引物，根据所用表达载体（pCanG-*HA*）的特点，在引物 F-CiCCR2-oe、R-CiCCR2-oe、F-CiCCR3-oe 和 R-CiCCR3-oe 两端分别加酶切位点 *Sal* I、*Sac* I、*Sal* I、*Spel* I（附表 1）。

反应体系：

| | |
|---|---|
| 5×PrimerSTAR™ Buffer（Mg²⁺ plus） | 10 μL |
| PrimerSTAR™ HS DNA Ploymerase | 0.5 μL |
| dNTP Mixture（2.5 mM for each） | 4 μL |
| 引物 F（2 μM） | 5 μL |
| 引物 R（2 μM） | 5 μL |
| 模板 | 2 μL |
| dd H₂O | up to 50 μL |

扩增 cDNA 时，模板为中间锦鸡儿 cDNA；扩增 gDNA 时，模板为中间锦鸡儿 gDNA（终浓度 50 ng/μL）。

扩增条件：

| | |
|---|---|
| 98℃ | 3 min |
| 98℃ | 10 s |
| Tm | 10 s ⎫ 30 cycles |
| 72℃ | 1 min ⎭ |
| 72℃ | 5 min |
| 16℃ | 保温 |

其中，*CiCCR2* 的 Tm 为 54 ℃，*CiCCR3* 的 Tm 为 57 ℃。扩增 gDNA 条件，72 ℃延伸 150 s，其他条件不变。

（4）*CkHCT* 全长 cDNA 扩增。利用 5'-RACE、3'-RACE 及中间片段的测序结果拼接得到的 *CkHCT* 基因 cDNA 全长序列，使用 Premier 5.0 设计特异性扩增引物 HCT-F、HCT-R。

以反转录后的 cDNA 为模板，使用 PrimerSTAR 扩增到的柠条锦鸡儿 cDNA 全长。反应条件为：98 ℃预变性 5 min，98℃变性 10 s，56 ℃退火 30 s，72℃延伸 90 s，72 ℃补充延伸 10 min，30 个循环。

（5）*CkF5H* 全长 cDNA 和 gDNA 扩增。根据 RACE 获得的 cDNA 拼接序列设计特异性的全长引物 F-C3H 和 R-C3H。以柠条锦鸡儿 cDNA 为模板，以

F5H1-1-ov 和 F5H1-2-ov 为引物（引物 5'-分别加 *Bam*H I 和 *Sal* I 酶切位点），利用高保真酶 PrimerSTAR（TaKaRa 公司）进行 PCR 扩增。

以柠条锦鸡儿 cDNA 为模板扩增 cDNA 序列。扩增条件：98 ℃预变性 3 min，98 ℃变性 15 s，60 ℃退火 30 s，72 ℃延伸 100 s，72 ℃补充延伸 10 min，30 个循环。1%琼脂糖凝胶电泳检测 PCR 产物。

以柠条锦鸡儿 gDNA 为模板扩增基因全长。反应条件同 cDNA 扩增，延伸时间改为 4 min。

（6）*CkC3H* 全长 cDNA 和 gDNA 扩增。根据 RACE 获得的 cDNA 拼接序列设计特异性的全长引物 F-C3H 和 R-C3H。以柠条锦鸡儿 cDNA 为模板，以 F-C3H 和 R-C3H 为引物（引物 5'-分别加 *Bam*H I 和 *Sal* I 酶切位点），利用高保真酶 PrimerSTAR（TaKaRa 公司）进行 PCR 扩增。

以柠条锦鸡儿 cDNA 为模板扩增 cDNA 序列。扩增条件：98 ℃预变性 3 min，98 ℃变性 15 s，58 ℃退火 30 s，72 ℃延伸 90 s，72 ℃补充延伸 10min，30 个循环。1%琼脂糖凝胶电泳检测 PCR 产物。

以柠条锦鸡儿 gDNA 为模板扩增基因全长。反应条件同 cDNA 扩增，延伸时间改为 4 min。

7. *CkF5H* 和 *CkC3H* 基因启动子的克隆和测序

（1）*CkF5H* 基因启动子的克隆和测序。利用染色体步移的方法扩增柠条锦鸡儿 *CkF5H* 基因启动子序列。按照 TaKaRa Genome Walking Kit 要求在 *CkF5H* 基因的 gDNA 序列的 5'-末端上设计步移引物 CkF5H-SP1、F5H-SP2 和 F5H-SP3，具体引物序列见附表 1。以柠条锦鸡儿 gDNA 为模板，分别利用试剂盒中所带的四种 AP 引物与特异性引物进行三轮 PCR 扩增，具体实验完全按步骤参照试剂盒说明书进行。选择第三轮 PCR 后获得单一明亮条带的 PCR 产物进行克隆测序。

为了获得更长的启动子序列，根据第一次步移获得的启动子部分序列，在其 5'-端再次设计步移引物，CkF5H-SP1-2、F5H-SP2-2 和 F5H-SP3-2，进行第二次步移。同样选择第三轮 PCR 后单一明亮条带的产物进行测序。

（2）*CkC3H* 基因启动子的克隆和测序。利用染色体步移的方法扩增柠条锦鸡儿 *CkC3H* 基因启动子序列。按照 TaKaRa Genome Walking Kit 要求在 *CkC3H* 基因的 gDNA 序列上设计步移引物 C3H-SP1、C3H-SP2 和 C3H-SP3，具体引物序列见附表1。以柠条锦鸡儿 gDNA 为模板，分别利用试剂盒中所带的四种 AP 引物与特异性引物进行三轮 PCR 扩增，具体实验步骤完全参照试剂盒说明书进行。选择第三轮 PCR 后获得单一明亮条带的 PCR 产物进行克隆测序。

8. 感受态制作和目的片段的转化

大肠杆菌 DH5α 感受态制作方法、农杆菌 GV3101 感受态制作方法、目的片段转化大肠杆菌 DH5α 感受态方法参照张烨硕士论文。

9. 质粒提取和目的片段胶回收

质粒提取利用质粒小提试剂盒（天根，DP103），具体步骤按说明书进行；目的片段胶回收利用琼脂糖凝胶回收试剂盒（天根，DP209），具体步骤按说明书进行。

10. 基因的生物信息学分析

利用 NCBI（http：//www. ncbi. nlm. nih. gov/blast/）的 Blast 程序进行序列比对；CDD 程序分析蛋白保守区域；用 ORF finder 工具（http：//wncbi. nlm. nih.gov/gorf/gorf.htww.ml）分析开放阅读框；用 Spidey（http：//www.ncbi.nlm. nih.gov/IEB/Research/Ostell/Spidey/）分析工具分析 DNA 序列外显子与内含子具体分布信息。

利用 ExPASy（http：//www. expasy. org/proteomics）数据库中的 ProtParam 软件对推导氨基酸序列的分子质量、理论等电点、蛋白稳定性、总亲水性等理化性质进行分析。能够同源建模的蛋白通过 Expasy 数据中的 SWISS-MODEL 工具（http：//swissmodel. expasy. org/）进行蛋白三级结构预测。GOR 4 进行二级结构预测。蛋白质家族数 Pfam（http：//pfam. sanger. ac. uk/）数据库进行蛋白保守区域分析。PlantCARE（http：//bioinformatics. psb. ugent. be/webtools/plan-tcare/html/）进行启动子响应元件的分析。

利用 Clustx 进行多重序列比对，并利用 Mega 5 进行系统进化分析，算法采用邻接法，bootstrap 值设置为 1000。

大豆、苜蓿基因序列从植物基因组数据库（http：//www. phytozome. com/）获得；拟南芥基因从拟南芥基因组数据库 TAIR（http：//www. arabidopsis. org/）获得；其他植物基因从 GeneBank 数据库中获得。

11. *CkC3H* 植物表达载体构建

（1） *CkC3H* 基因 cDNA 全长 PCR 扩增。

（2）设计 *CkC3H* 全长引物时在正反向引物序列的 5'-端分别加入了 *Bam*H Ⅰ和 *Sal* Ⅰ酶切位点，将测序正确的 *CkC3H* 基因重组质粒从克隆载体 *pEASY-Blunt* 上切下，所用酶是 Fermentas 公司的限制性内切酶，反应体系如下。

| | |
|---|---|
| 重组质粒或 pBI-xs 质粒 | 10 μL |
| 10×FastDigest® Green Buffer | 2 μL |
| FastDigest® *Bam*H Ⅰ | 1 μL |
| FastDigest® *Sal* Ⅰ | 1 μL |
| dd H$_2$O | up to 20 μL |

37 ℃水浴 10 min 进行酶切。

同时对植物表达载体 pCHF3 进行酶切，反应体系同上。

（3）1%琼脂糖凝胶电泳检测酶切产物，将切下的目的基因条带和线性载体进行胶回收。

（4）回收产物与同样进行酶切和胶回收的载体 pCHF3 进行连接，T4 DNA 连接酶购自 NEB 公司，连接酶反应体系（10 μL）如下。

| | |
|---|---|
| 重组质粒或 pCHF3 质粒 | 0. 5 μL |
| *CkC3H* 基因 cDNA 片段 | 3 μL |
| 10× T4 DNA ligase buffer | 1 μL |
| T4 DNA ligase | 0. 5 μL |
| dd H$_2$O | 5 μL |

将上述 10 μL 反应物混匀，16 ℃连接过夜。

（5）连接产物转化大肠杆菌 DH5α 感受态，Kan⁺（20 μg/mL）LB 平板，

37℃培养过夜，挑取阳性克隆进行菌落 PCR 挑选重组子。

（6）菌落 PCR 正确的单克隆摇菌后提质粒，酶切鉴定，正确的即为过表达载体 35S∷*CkC3H*，将质粒保存于-20 ℃备用。

12. 拟南芥的遗传转化

（1）农杆菌的转化。

①于-80 ℃冰箱中取 1 管 100 μL 感受态细胞，立即置于冰上融化。

②加入 1 μL 待转化的质粒 DNA，轻弹管壁混匀。

③把菌液加入预冷的电极杯中，1 400 V 电击。

④立即把杯中的混合液转入预先加好 0.8 mL LB 液体培养基的 Eppendorf 管中。

⑤28 ℃，150 r/min，温育 2 h。

⑥取 50 μL 转化产物涂于含 25 μg/mL Gent 和 30 μg/mL Kan 抗性的平板上。

⑦28 ℃培养 36~48 h。

（2）农杆菌的培养。

①将保存于-80 ℃的含有目的质粒的农杆菌 GV3101 在 LB 抗性平板（含 25 μg/mL Gent 和 30 μg /mL Kan）上划线，28℃培养 36~48 h。

②挑取 15~30 个农杆菌单克隆置于 5 mL 的含有 25 μg /mL Gent 和 30μg /mL Kan 的 LB 液体培养基中，28 ℃振荡培养过夜。

③次日，取 1 mL 过夜培养的菌液重新接种于 100 mL 含有 25 μg /mL Gent 和 30 μg /mL Kan 的 LB 液体培养基中，28 ℃振荡培养至 $OD_{600}$ 为 1.0~2.0。

④4 ℃，4 000 r/min，离心 15 min，收集菌体。

⑤将菌体用 1/2 MS 培养基重悬浮，混合均匀。

（3）拟南芥的转化。拟南芥植株长出顶生花序时，去除其顶生花序，以刺激腋生花序的生长，注意避免伤及腋生花序。待腋生花序长出，其下部的花呈现授粉现象时进行转化。

转化前，将已授粉花及荚果除掉。将莲座叶以上部分充分浸没于农杆菌悬浮液中，5 min 后取出植株，横放在塑料盘中，用保鲜膜封好以保持湿度，放在恒温室黑暗培养。3d 后打开膜，将培养钵竖直，在正常条件下继续培养 3~4 周，待种子成熟后，收取成熟种子（T1 代），自然干燥后保存。

13. 转基因植物抗性平板筛选

将收到的转基因拟南芥 T1 代种子灭菌，灭菌方法：75% 乙醇 10 min，100% 乙醇 10 min。晾干后种于含 Kan 抗性（20 mg/mL）的 1/2 MS 培养基平板上，置于 25 ℃、16 h 光照/8 h 黑暗植物培养室中培养 2 周，幼苗中绿色植株就是 T1 代转基因植物。将 T1 代转基因植株移到培养钵中，单株收取种子，即为 T2 代种子。

将 T2 代种子灭菌后种于含 Kan 抗性（20 mg/mL）的 1/2 MS 培养基平板上，生长 2 周后观察，选择符合 3∶1 分离比的绿苗移栽到培养钵中，即为 T2 代转基因植株，成熟后单株收取 T3 代种子。

将 T3 代种子灭菌后种于含 Kan 抗性（20 mg/mL）的 1/2 MS 培养基平板上，生长 2 周后观察，全是绿苗的株系即是转基因植物的纯合体株系。

14. 拟南芥基因组的提取、RNA 的提取及 cDNA 的合成

拟南芥基因组的提取、RNA 的提取及 cDNA 的合成采用万东莉博士论文中描述的方法。

15. *CkC3H* 转基因拟南芥筛选及鉴定

利用 Kan 抗性平板筛选转基因植物后代。

（1）*ref8* 突变纯合体、杂合体的鉴定。因为 *ref8* 突变纯合体（ref8/ref8）不育，所以只能利用 *ref8* 突变杂合体（REF8/ref8）进行互补实验，在转基因植物后代分离的突变纯合体中观察植物表型是否恢复。*ref8* 突变纯合体和杂合体的鉴定方法按照 Franke 等文中描述方法进行。简单总结如下：*ref8* 突变体中编码第 444 个氨基酸的密码子中一个碱基由 G 突为 A，编码的氨基酸从甘氨酸变为半胱氨酸从而导致 C3H 失活。该突变产生了一个 *Eco*R V 酶切位点，PCR 扩增带有该突变碱基的部分序列，扩增产物利用 *Eco*R V 酶切，电泳检测酶切产物，仅有单一条带是野生型，切成较短两个条带的是突变纯合体，切成三个条带的

是突变杂合体。本研究所用引物为 ref8-1 和 ref8-2，扩增产物序列长度为 676 bp，酶切后产生 427 bp 和 249 bp 两个片段，引物序列见附表 1。

用带有重组质粒的农杆菌 GV3101 浸花法转化拟南芥 *ref8* 突变杂合体。转基因植物用 20 mg/L Kan 抗性筛选。筛选到 T2 代转基因植物，再利用上述的 PCR 和酶切鉴定出背景为 *ref8* 突变纯合体的转基因植物。

（2）转基因植物分子鉴定。提取利用抗性平板筛选到的转基因植物 RNA 并反转录获得 cDNA。利用特异引物 F-C3H 和 R-C3H 进行 RT-PCR 扩增检测基因是否成功转入拟南芥。以柠条锦鸡儿 cDNA 为阳性对照，拟南芥野生型 cDNA 为阴性对照。

16. 荧光定量 PCR

使用 SYBR® Green I 荧光染料法，在 Light Cycler 480（Roche Diagnostics）实时荧光定量 PCR 仪上进行基因的转录表达水平分析。根据 SYBR® Premix Ex Taq™（TaKaRa）试剂盒说明书配制反应体系，每个反应三次重复。反应体系中含有 10 μL SYBR® Premix Ex Taq™，引物各 0.4 μL（10 μM），稀释的 cDNA 模版 5 μL，灭菌水 4.2 μL，总体系 20 μL。反应程序为 95 ℃预变性 30 s，95 ℃变性 5 s，60 ℃退火 15 s，72 ℃延伸 30 s，40 个循环。反应结束后做溶解曲线分析。拟南芥 *EF1α* 作为内参基因，用 $2^{-\Delta\Delta CT}$ 法分析数据。

# 第二节　COMT 的功能研究

## 一、柠条锦鸡儿 *CkCOMT* 基因克隆

1. 中间片段的获得和 RACE 扩增

以柠条锦鸡儿 cDNA 为模板，利用简并引物 COMT2-1 和 COMT2-2 进行 PCR 扩增，测序获得长度为 409 bp 的基因片段，如图 2-1A 所示。

在获得的中间片段序列基础上设计 RACE 引物进行 3'-RACE 和 5'-RACE，

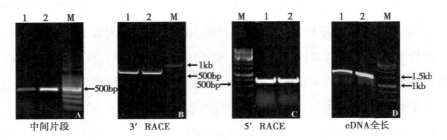

图 2-1 *CkCOMT* 基因克隆结果电泳图

A：中间片段；B：3'-RACE；C：5'-RACE；D：cDNA 全长

Fig. 2-1 **The electrophoresis results of the PCR products of the *CkCOMT* gene**

A：The core fragment；B：3'-RACE；C：5'-RACE；D：Full length cDNA

测序后分别获得 696 bp 和 632 bp 的片段，如图 2-1B 和 C 所示。将中间片段和 RACE 结果拼接获得 1378 bp 的 cDNA 全长。

2. *CkCOMT* 基因 cDNA 全长克隆

以柠条锦鸡儿 cDNA 为模板，利用特异引物 COMT-OVER-1 和 COMT-OVER-2 进行特异性扩增对 RACE 结果进行验证，扩增获得 1 162 bp 的序列，如图 2-1D 所示。测序结果显示该序列与 RACE 拼接结果引物范围内序列完全一致，表明 RACE 拼接结果是正确的。

## 二、*CkCOMT* 基因序列分析

克隆得到的 *CkCOMT* 基因核酸序列和氨基酸序列如图 2-2 所示。该基因起始密码子 ATG，终止密码子 TAA。此外还有 75 bp 的 5'-调控区，205 bp 的 3'-非编码区，有 polyA（12）尾。

将该基因的 cDNA 序列用 ORF finder 工具分析发现具备完整的开放阅读框，长度为 1 098 bp，编码含 365 个氨基酸的蛋白质。用 NCBI 数据库的 Blast 程序将推导的氨基酸序列比对分析，结果显示与拟南芥 COMT（AAB96879.1）氨基酸序列相似度达到 76%，与大豆 COMT（XP_003526767）相似度达到 93%。证明克隆到的基因确实是 COMT，将该基因命名为 *CkCOMT*，提交 GeneBank 数据

库，登录号为 HQ829863。

```
1      gaaaacaactcacacctccattcctactcttctcacccccacctgacctacaacccccagc
61     aaagcctcatcaaccATGGGTTCAGCCGGTGAGACTCAGATCACACCAACACACGTATCT
              M  G  S  A  G  E  T  Q  I  T  P  T  H  V  S
121    GATGAAGAGGCAAACCTCTTCGCTATGCAACTAGCCAGTGCCTCTGTTCTCCCCATGGTT
              D  E  E  A  N  L  F  A  M  Q  L  A  S  A  S  V  L  P  M  V
181    CTCAAATCAGCTCTTGAGCTCGATCTCTTAGAAATCATTGCCAAGGCTGGCCCTGGAGCT
              L  K  S  A  L  E  L  D  L  L  E  I  I  A  K  A  G  P  G  A
241    CATCTTTCCCCCAATGACATTGCTTCTCAGCTCCCAACAAACAACTCTGATGCACCAATC
              H  L  S  P  N  D  I  A  S  Q  L  P  T  N  N  S  D  A  P  I
301    ATGCTGGACCGCATGTTGCGCCTCTTGGCTTGTTACAATATCTTCACTTGCTCTCTGCGT
              M  L  D  R  M  L  R  L  L  A  C  Y  N  I  F  T  C  S  L  R
361    ACTCTCCAAGATGGAAAGGTTCAGAGACTCTATGGTCTCGCCCCCGTTGCTAAGTATTTG
              T  L  Q  D  G  K  V  Q  R  L  Y  G  L  A  P  V  A  K  Y  L
421    ATTAAAAACGAAGATGGTGTCTCTCTTTCTGCTCTCAACCTCATGAATCAAGATAAAGTC
              I  K  N  E  D  G  V  S  L  S  A  L  N  L  M  N  Q  D  K  V
481    CTCATGGAAAGCTGGTACTACCTGAAAGATGCAGTCCTTGAAGGGGGCATTCCATTTAAC
              L  M  E  S  W  Y  Y  L  K  D  A  V  L  E  G  G  I  P  F  N
541    AAGGCGTATGGAATGACAGCTTTTGAATACCATGGGACAGATCCAAGGGTTAACAAGGTT
              K  A  Y  G  M  T  A  F  E  Y  H  G  T  D  P  R  F  N  K  V
601    TTCAACAAGGGGATGTCTGATCACTCTACCATCACAATGAAGAAAATTCTTGAGCTCTAC
              F  N  K  G  M  S  D  H  S  T  I  T  M  K  K  I  L  E  L  Y
661    ACAGGTTTTGAAGGTCTTAAATCTCTGGTTGATGTAGGTGGTGGAACTGGAGCTGTAGTG
              T  G  F  E  G  L  K  S  L  V  D  V  G  G  G  T  G  A  V  V
721    AACATGATTGTGTCAAAGTATCCCACTATAAAGGGCATTAATTTTGATTGCCACATGTC
              N  M  I  V  S  K  Y  P  T  I  K  G  I  N  F  D  L  P  H  V
781    ATTGAAGATGCCCATCTTATCCAGGAGTGGAGCATGTTGGTGGAGACATGTTTGTCAGT
              I  E  D  A  P  S  Y  P  G  V  E  H  V  G  D  M  F  V  S
841    GTTCCAAAGGCCGATGCTGTTTTTATGAAGTGGATTTGTCATGATTGGAGTGATGAGCAC
              V  P  K  A  D  A  V  F  M  K  W  I  C  H  D  W  S  D  E  H
901    TGTTTGAAGTTTTTGAAGAACTGCTACGAGGCACTTCCAAACAACGGGAAGGTGATTGTG
              C  L  K  F  L  K  N  C  Y  E  A  L  P  N  N  G  K  V  I  V
961    GCAGAATGCATTCTTCCAGTGGCTCCAGACTCTAGCTTGGCCACAAAAGGTGTGGTTCAC
              A  E  C  I  L  P  V  A  P  D  S  S  L  A  T  K  G  V  V  H
1021   ATCGATGTGATCATGTTGGCTCATAATCCAGGTGGGAAAGAGAGAACAGAGAAAGAGTTT
              I  D  V  I  M  L  A  H  N  P  G  G  K  E  R  T  E  K  E  F
1081   GAGGCTCTGGCCAAGGGTGCCGGATTCCAAGGTTTCCGTGTCCTCTGCTGTGCTTTCAAC
              E  A  L  A  K  G  A  G  F  Q  G  F  R  V  L  C  C  A  F  N
1141   ACATACATCATGGAATTTCTTAAGAAAGTTTAActtctttggcgtgttgcttctgagttt
              T  Y  I  M  E  F  L  K  K  V  *
1201   tgagattgtggttgtgctgtgctatttactaaagctttccccgaaaatatgttatttact
1261   cttcaatacagtgggaaaataatataatgagaaagttcaatttaataccgcccatgtaaat
1321   aacaagtttcatattgtgaattatactattatagatttatgttttcaaaaaaaaaaa
```

**图 2-2　*CkCOMT* 基因的全长 cDNA 序列及推导的氨基酸序列**

起始密码子 ATG 和终止密码子 TAA 加粗显示，下划线部分是全长特异引物所在位置，
大写字母代表编码区，小写字母代表非编码区。

**Fig. 2-2　Full-length cDNA and deduced amino acid sequences of *CkCOMT***

The bold letters show ATG and TGA, the underline letters show the primers, the capital letters
show the coding regions, the lowercase letters show the non-coding regions.

## 三、*CkCOMT* 基因编码蛋白生物信息学分析

### 1. *CkCOMT* 编码蛋白理化性质预测

对推导的氨基酸序列进行预测分析发现，该基因编码蛋白等电点 5.71，分子量 39.95 kDa。不稳定系数 28.07，是稳定蛋白；总平均亲水性 0.061，属疏水性蛋白。

### 2. *CkCOMT* 编码蛋白结构预测

对 *CkCOMT* 编码蛋白的二级结构预测结果如图 2-3 所示。图中细线最长的代表 α-螺旋，占 29.04%；次长的代表 β-折叠，占 21.37%；短的代表无规则卷曲，占 49.59%。由图可以看出，*CkCOMT* 编码的多肽链中 α-螺旋主要分布在 N 端，β-折叠主要分布在 C 端，无规则卷曲从 N 端到 C 端分布均匀。

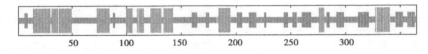

**图 2-3　CkCOMT 二级结构预测**

**Fig. 2-3　The secondary structure of the deduced CkCOMT by GOR IV**

利用 SWISS-MODEL 对其三级结构进行预测，结果如图 2-4 所示。

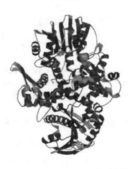

**图 2-4　CkCOMT 三级结构预测**

**Fig. 2-4　Tertiary structure of the CkCOMT**

## 四、CkCOMT 系统进化分析

利用 NCBI 检索已提交的其他物种的 COMT 氨基酸序列，包括苜蓿（*Medicago sativa*）、大豆（*Glycine max*）、李树（*Prunus dulcis*）、月季（*Rosa chinensis*）、山字草（*Clarkia breweri*）、桉树（*Eucalyptus gunnii*）、拟南芥（*Arabidopsis thaliana*）、百日草（*Zinnia violacea*）、长春花（*Catharanthus roseus*）、咖啡（*Coffea canephora*）、白芷（*Ammi majus*）、牵牛花（*Ipomoea nil*）、辣椒（*Capsicum chinense*）、小麦（*Triticum aestivum*）、刺竹（*Bambusa oldhamii*）、水稻（*Oryza sativa*）、玉米（*Zea mays*）、甘蔗（*Saccharum officinarum*）。用 Mega 5 进行系统进化分析，结果见图 2-5，括号中是 GeneBank 登录号。由图可以看出，单子叶植物的 COMT 聚类在一个大的分支上，而双子叶植物的 COMT 处于进化树的另一分支。柠条锦鸡儿 CkCOMT 与同为豆科的苜蓿、大豆亲缘关系最近，处于同一个小的分支中。

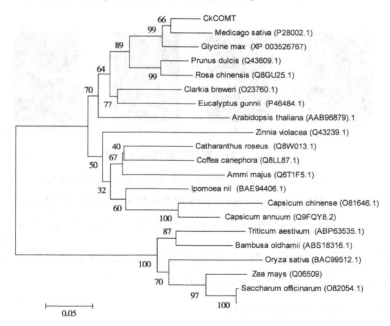

**图 2-5 CkCOMT 系统进化分析**

**Fig. 2-5 Phylogenetic analysis of CkCOMT and other known COMTs**

# 第三节　CCR 的功能研究

## 一、柠条锦鸡儿*CkCCR*基因功能研究

### (一)柠条锦鸡儿*CkCCR*基因克隆

#### 1. 中间片段的获得和 RACE 扩增

巢式 PCR 扩增得到的中间片段测序后显示，该片段长度为 446 bp，如图 2-6A 所示。由该序列推导的氨基酸序列在 NCBI 上 Blastp 后显示，该氨基酸序列与大豆、紫花苜蓿和银合欢的同源基因氨基酸序列相似度达 90% 以上，表明已经克隆得到的片段是柠条锦鸡儿 *CCR* 基因的部分片段。

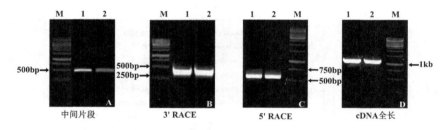

图 2-6　*CkCCR* 基因克隆电泳结果

A：中间片段；B：3'-RACE；C：5'-RACE；D：cDNA 全长

**Fig. 2-6　The electrophoresis results of the PCR products of *CkCCR***

A：The core fragment；B：3'-RACE；C：5'-RACE；D：Full length cDNA

根据中间片段的测序结果设计引物进行 3'-RACE 和 5'-RACE，分别获得 580 bp 和 520 bp 的片段，如图 2-6B 和 C 所示。

#### 2. *CkCCR* 基因 cDNA 全长克隆

用验证引物 CCR-OV-1 和 CCR-OV-2 对 cDNA 进行扩增验证并测序，得到长度为 1 024 bp 的扩增产物，如图 2-6D 所示。

## （二） *CkCCR* 基因序列分析

将获得的 3'-端序列、5'-端序列和中间保守区序列进行拼接，获得的拼接序列长 1 270 bp，完整的开放阅读框长度为 1 014 bp，该序列上游有起始密码子 ATG，下游有终止密码子 TGA。此外还有 98 bp 的 5'-调控区和 158 bp 的 3'-非编码区。预测编码的蛋白质有 337 个氨基酸。特异引物克隆测序后获得 1 024 bp 的序列，在引物范围内与 RACE 拼接序列完全一致，证明拼接序列是正确的。Blast 显示获得的核苷酸序列与其他植物已知的 *CCR* 基因具有高度的相似性，表明扩增到的确实是柠条锦鸡儿 *CCR* 基因，命名为 *CkCCR*，GeneBank 登录号为 HQ829859。

利用 NCBI 中的 ORF finder 对 *CkCCR* 的核苷酸序列分析获得开放阅读框，并推导其编码的氨基酸序列，如图 2-7 所示。图中大写字母代表开放阅读框，小写字母代表 3'-和 5'-非编码区。在氨基酸序列 160 到 167 处存在植物 *CCR* 共有的一段保守序列：KNWYCYGKA，据推测该序列可能是该蛋白的催化位点。在 *CkCCR* 基因编码的氨基酸序列 17~37 个氨基酸处存在一段与已有植物 *CCR* 氨基酸序列氨基末端的保守区域相同的序列：VTGAGGFIASWMVKLLLEKGY。已有的研究表明，植物 *CCR* 氨基酸序列氨基末端的保守区域：VTG （A/G） G （F/Y） IAS （G/W） （L/I） VK （L/L） LLE （K/R） GY，可在二级结构基础上形成 β 折叠-α 螺旋-β 折叠结构，该结构是 NADPH 的结合区域，是所有 NADB_ Rossmann 超级家族成员共有的序列。进一步说明克隆到的是柠条锦鸡儿的 *CCR* 基因。

## （三） *CkCCR* 基因编码蛋白生物信息学分析

### 1. 理化性质预测

对推导的氨基酸序列进行预测分析发现，该基因编码蛋白等电点 6.69，分子量 36.76 kDa。不稳定系数 32.36，是稳定蛋白；总平均亲水性 −0.169，属亲水性蛋白。

### 2. 蛋白结构预测

利用 GOR4 对该蛋白质进行二级结构预测发现，二级结构的构成比例是 α-

```
1     gaaaatatttccactcacatcaccacaccaccatacacgtcacaacttcatcatctcgtc
61    ttctctatctatcccactcaccttcgaatcgaaggaatATGCCTGCTGCCGCCGAATCTT
                                              M  P  A  A  A  E  S
121   CATCAGCTTCCGGCCAAACCATATGTGTCACCGGCGCCGGCGGCTTCATCGCCTCTTGGA
      S  S  A  S  G  Q  T  I  C  V  T  G  A  G  G  F  I  A  S  W
181   TGGTCAAACTCCTTTTGGAGAAAGGCTACACCGTCAGAGGAACCGTGCGAAACCCAGATG
      M  V  K  L  L  L  E  K  G  Y  T  V  R  G  T  V  R  N  P  D
241   ATCCAAAGAATGGGCACTTGAAAGAGTTGGAAGGAGCAAAGGAGAGGCTAACTCTGCACA
      D  P  K  N  G  H  L  K  E  L  E  G  A  K  E  R  L  T  L  H
301   AGGTTGATCTCCTTGATCTTAACTCCGTTAAAGCAGCCGTTAACGGCTGTGATGGTGTCT
      K  V  D  L  L  D  L  N  S  V  K  A  A  V  N  G  C  D  G  V
361   TCACACTGCTTCTCCCGTCACCGATAACCCCGAAGAAATGGTGGAGCCGGCGGTGAATG
      F  H  T  A  S  P  V  T  D  N  P  E  E  M  V  E  P  A  V  N
421   GAGCCAAGAATGTGATCATAGCAGCTGCAGAAGCAAAAGTGCGACGCGTGGTCTTCACGT
      G  A  K  N  V  I  I  A  A  A  E  A  K  V  R  R  V  V  F  T
481   CATCAATTGGCGCCGTCTATATGGACCCCAGCAGGAGTGTCGACGTGGAGGTTGATGAGT
      S  S  I  G  A  V  Y  M  D  P  S  R  S  V  D  V  E  V  D  E
541   CTTGTTGGAGCGATTTAGAGTATTGCAAGAAGACCAAGAACTGGTATTGCTATGGGAAGG
      S  C  W  S  D  L  E  Y  C  K  K  T  K  N  W  Y  C  Y  G  K
601   CAGTGGCTGAACAAGCGGCATGGGATATGGCAAAAGAGAAAGGGGTGGATTTGGTTGTTG
      A  V  A  E  Q  A  A  W  D  M  A  K  E  K  G  V  D  L  V  V
661   TGAACCCAGTTTTGGTGCTTGGACCATTACTACAACCCACCATCAATGCCAGTACAATTC
      V  N  P  V  L  V  L  G  P  L  L  Q  P  T  I  N  A  S  T  I
721   ACATACTGAAGTACCTCACAGGCTCTGCTAAGACATATGCAAATGCCACGCAGGCTTATG
      H  I  L  K  Y  L  T  G  S  A  K  T  Y  A  N  A  T  Q  A  Y
781   TGCATGTTAAGGATGTGGCATTAGCCCACATACTTGTTTTTGAGAAGCCTTCTGCCTCTG
      V  H  V  K  D  V  A  L  A  H  I  L  V  F  E  K  P  S  A  S
841   GTCGATACATATGTGCCGAAAGTTCGCTGCACCGTGGGGAGCTAGTTGAAATTCTGGCCA
      G  R  Y  I  C  A  E  S  S  L  H  R  G  E  L  V  E  I  L  A
901   AGCATTTCCCGGACTACCCAGTTCCTACCAAGTGTTCAGACGAAAAGAATCCGAGAACAA
      K  H  F  P  D  Y  P  V  P  T  K  C  S  D  E  K  N  P  R  T
961   AACCGTACATCTTTTCAAATCAAAAGCTGAAAGATTTGGGATTGGAATTCACTCCGGTGA
      K  P  Y  I  F  S  N  Q  K  L  K  D  L  G  L  E  F  T  P  V
1021  GTCAGTGTTTATATGAAACCGTAAAGAGCCTGCAAGAGAAAGGTCACCTTTCTATTCCAA
      S  Q  C  L  Y  E  T  V  K  S  L  Q  E  K  G  H  L  S  I  P
1081  AGAAAGAAGAATCTATTGCAGTGAAATCCTAAcaagaagaagcaactattagcaatcta
      K  K  E  E  S  I  A  V  K  S  *
1141  ggccctgggctcatgttagggaatcctattatagaaggccgtatttggatattgtaagaa
1201  agacatcgtgcaaattgtggtcgtgtctgaacgtattaatattaatggattttcccctc
1261  taaaaaaaaa
```

**图 2-7 *CkCCR* 基因的全长 cDNA 序列及推导的氨基酸序列**

起始密码子 ATG 和终止密码子 TAA 加粗显示，下划线部分是全长特异引物所在
位置，大写字母代表编码区域，小写字母代表非编码区域，方框中是保守序列

**Fig. 2-7  Full-length cDNA and deduced amino acid sequences of *CkCCR***

The bold letters show ATG and TGA，the underline letters show the primers，the capital

letters show the coding regions，the lowercase letters show the non-coding regions，

the sequences in boxes are conserved domain.

螺旋占 34.23%、β-折叠占 20.24%、无规则卷曲占 45.54%，如图 2-8 所示。图中竖线最长的代表 α-螺旋，次长的代表 β-折叠，短的代表无规则卷曲。从图中可以看出第 17 到第 37 个氨基酸序列正是形成 β 折叠-α 螺旋-β 折叠的结构，与前面的分析结果一致。

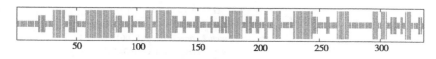

**图 2-8　CkCCR 蛋白二级结构预测**

**Fig. 2-8　The secondary structure of the deduced CkCCR by GOR Ⅳ**

利用 SWISS-MODEL 预测 CkCCR 蛋白三级结构，如图 2-9 所示。可以看出 CkCCR 蛋白是由多个 α-螺旋与 β-折叠及一些无规则卷曲组成的，其中 α-螺旋分散于蛋白的表面，而 β-折叠集中于蛋白的内部。这样的结构可能与蛋白的结合及催化活性有关。

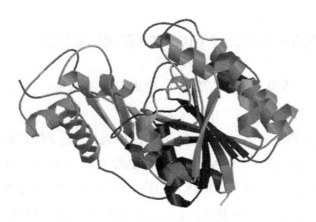

**图 2-9　CkCCR 蛋白的三级结构预测**

**Fig. 2-9　Tertiary structure prediction of CkCCR**

## （四）柠条锦鸡儿 CkCCR 系统进化分析

用 Mega5 对柠条锦鸡儿 *CCR* 基因及其他已报道的植物 *CCR* 基因进行系统进化分析，构建系统进化树见图 2-10。选取植物包括苜蓿、银合欢、辣椒、马铃薯、越橘、沙梨、杉树、银杏和西红柿等，进化树中括号里是 GeneBank 登录号。柠条锦鸡儿 *CkCCR* 基因与同属豆科的植物苜蓿和银合欢处于同一分支上，这与植物分类关系一致。*CkCCR* 基因与银合欢、苜蓿 *CCR* 基因氨基酸序列相似度分别达到 87% 和 82%。

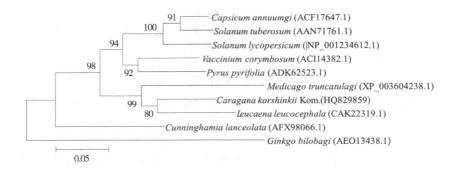

**图 2-10　CkCCR 与其他已知 CCR 的系统进化分析**

**Fig. 2-10　Phylogenetic analysis of CkCCR and other known CCRs**

## 二、中间锦鸡儿 *CiCCR2* 和 *CiCCR3* 基因功能研究

### （一）中间锦鸡儿 *CiCCR2* 和 *CiCCR3* 基因克隆

#### 1. *CiCCR2* 和 *CiCCR3* 基因全长克隆

从 SSH 文库筛选得到 *CiCCR2* 和 *CiCCR3* 序列，通过 NCBI Blast 比对发现两个基因都有完整的 ORF。用特异引物 F-CiCCR2-oe 和 R-CiCCR2-oe，F-CiCCR3-oe 和 R-CiCCR3-oe 扩增其 cDNA 序列（图 2-11A 和 C），连接到 pEASY-Blunt 载体进行测序验证；以 gDNA 为模板扩增 *CiCCR2* 和 *CiCCR3* 的 gDNA 序列（图 2-11B 和 D）。

经分析，*CiCCR2* 的 ORF 长 897 bp，编码 299 个氨基酸，有 4 个内含子，分别为 131 bp、1351 bp、176 bp 和 222 bp（图 2-12）。

经分析，*CiCCR3* 的 ORF 长 966 bp，编码 322 个氨基酸，有 5 个内含子，分别为 829 bp、856 bp、197 bp、522 bp 和 1191 bp（图 2-13）。

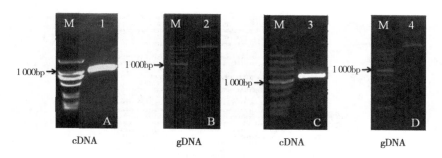

**图 2-11  *CiCCR2* 和 *CiCCR3* 全长电泳图**

A：*CiCCR2* cDNA；B：*CiCCR2* gDNA；C：*CiCCR3* cDNA；D：*CiCCR3* gDNA

**Fig. 2-11  The electrophoresis results of *CiCCR2* and *CiCCR*3**

A：*CiCCR2* cDNA；B：*CiCCR2* gDNA；C：*CiCCR3* cDNA；D：*CiCCR3* gDNA

### 2. *CiCCR2* 和 *CiCCR3* 基因序列分析

（1）CiCCR2 和 CiCCR3 蛋白结构。用 Vector NTI 软件翻译两个基因的 ORF 区域，得到的氨基酸序列在 NCBI 中进行 Blast 比对，结果表明 CiCCR2 蛋白与鹰嘴豆（*Cicer arietinum*）CCR-like（XP_ 004512517.1）和蒺藜苜蓿 CCR-like（XP_ 003612872.1）的一致性最高，均达到 91%。CiCCR3 蛋白与鹰嘴豆CCR-like isoform X1（XP_ 004515542.1）和蒺藜苜蓿 CCR（XP_ 003604292.2）最为相似，相似度分别达到 87% 和 84%。

对 CiCCR2 和 CiCCR3 蛋白序列的结构域进行比对，结果显示 CiCCR2 和 CiCCR3 具有典型的负责与 NADP（H）结合的结构域，以及底物结合位点和酶活性位点。图 2-14 中，框内为保守结构域区域，分别为与 NAD（P）结合的 G（X）$_2$G（X）$_2$A、R（X）$_5$K、D（X）$_2$D 和酶活性位点区域 KNWYCYGK。其中 CiCCR2 的 G（X）$_2$G（X）$_2$A 片段发生了变化，与 CaCCR1-like（*Cicer arietinum*，XP_ 004512517）一致为 D（X）$_2$G（X）$_2$G，而 CiCCR3 的 D（X）$_2$S 异于其他物种的 D（X）$_2$D。另外，CCR 特有的与 NADP（H）结合的保守区域 R（X）$_5$K，CiCCR3 具有该保守区域，CiCCR2 与 CaCCR1-like 均没有该保守片段且完全相同。CCR 的酶活性位点为 KNWYCYGK，本研究得到的两个基因与该保守序列有区别，其中，CiCCR2 为 KLWHGMSK，CiCCR3 为 KNWYCFSK。

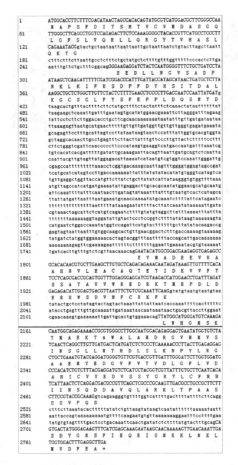

**图 2-12　*CiCCR2* 的 cDNA、gDNA 及推导的蛋白序列**

小写字母表示非编码区，下划线部分表示内含子

**Fig. 2-12　The cDNA，gDNA and deduced protein sequence of *CiCCR2***

The non-coding region was indicated as lowercase letters，the underline letters indicated the introns

（2）CiCCR2 和 CiCCR3 蛋白性质分析。ExPASy 数据库中的 ProtParam 程序预测 CiCCR2 的蛋白分子量为 33.696 kD，等电点为 5.11，平均疏水指数为 -0.288。丝氨酸含量最多，占 9.4%，其次是亮氨酸 9.0%，天冬氨酸 8.4%。

预测 CiCCR3 的蛋白分子量为 35.91225 kD，等电点为 6.62，平均疏水指

```
1     ATGGCAACAAGTGGGGAAGGTAAGAAGGTTTGTGTAACTGGGGCTGGAGGGTTTGTAGCT
      M  A  T  S  G  E  G  K  K  V  C  V  T  G  A  G  G  F  V  A
61    TCTTGGCTCGTTAAGCTTCTCCTTTCCAAAGGTTACTCTGTCCATGGAACTGTCAGACAA
      S  W  L  V  K  L  L  L  S  K  G  Y  S  V  H  G  T  V  R  Q
121   CCTGgtactctttctctctcccatcattcctataaactttcacttaattaaatttaaagt
      P  G
181   aaaaatatgccatttattgattgatgcataatgaagtagctgaattcattatttgtacttt
241   tacatacatgtacctatatgtaatataaattgttgattgttttttttaattatcgtgagtt
301   aattaagatggtgatttgctcaatgaactggatttcaaacttaaagagtatcatgagtta
361   atatgtcggttattattgatgcataatgaactaaaattgttgaataatgaactgaattca
421   tgatttgtatctatatgtgttttttgaagtgaattgctcatttcgcagcactccataccat
481   ccctattcccttgatttttatcaaaatttgaagttgatattactatttggattgaaatgca
541   tggatgatgatgttatgtttgttgaggaggatgctgttatttgtttttggctcttttttctc
601   tcactcttttgtgagtaaatactcaaattggtctcggacaaaaaatacgtagacatatct
661   agtctctaagagatgaaaaatactaatttggtcctcagcaatctcaaatatgggtcaaat
721   taatgattttttaggataatctttagggacattttagtccctgatagggggaaaaatttgac
781   cgacacttgatattcttaactgactaaattggtattttccatttctcagagaccaactcgg
841   tttctatgtttttttgtcggagaccgatttggatatttactcttcttttggagtacataca
901   tacaagtgttctttctgattcattcgaagtatatgtatgtctgaccactgcagGTAATCA
                                                            N  Q
961   GAAATATGAACACTTGCTGAAACTCGAGAGAGCTTCTGAGAATCTTACACTCTTCAAGGC
      K  Y  E  H  L  L  K  L  E  R  A  S  E  N  L  T  L  F  K  A
1021  AGATCTCTTGAGCTACGAATCTGTTTACTCCGCAATTGTTGGATGCAGTGCAGTTTTCCA
      D  L  L  S  Y  E  S  V  Y  S  A  I  V  G  C  S  A  V  F  H
1081  TGTTGCTAGCCCTGTACCCAGTACAGTTGTACCCAATCCGGAGgcaagcatctaattgta
      V  A  S  P  V  P  S  T  V  V  P  N  P  E
1141  ttctatcacatgcaattttttatagtctagtactttagttattatctatttttatagtcat
1201  tctcattttgccttcgtcctgacaagccatcaataatgtgaaagatttagtttattcatc
1261  aatatcatcgaaattgttccgaaaccattgtggaatttatgtctatttcagattttgttg
1321  cttcatggtagaatgtatttaatcaacagttgtgctatttgtacacctcttttaggacat
1381  ctcagcgacacctagttaactgtgtgcaaatatatggttaattcagtttagtagatggtt
1441  aacgatgaattgtgtccattaaccaagtacaacacacgattaaccacaaatgtgaatggt
1501  attaaccactcatgcatctactatattaatgcatgttaatggataaaagtttgttaacca
1561  tctactgaactgaattaaccaaatatttacacgcagttaacctggtgtcgctggggcgtc
1621  ccaaaagaggtgtacaaaaatcatttatgtttaatcaatgccatagttttttttattttgt
1681  aactttttcattaaattgacatggtcaaaatatttcttttgtccatggtgacaattgacat
1741  tactgattcgctgtttatggaatttatgtaggtaataaatcattacttcagtgtatagtt
1801  cctatcttaagtgaacatgtttcgataactcaatggcatttagttttggttttttgagaaa
1861  attcttgttattgtggagttaatactgtgtctataatcttagttgggttccattattagg
1921  agcatgtaaggtgtacaattctgttttgatcactaacatcagtagacatgatactgcagG

1981  TGGAAGTGATTGAGCCTGCAGTGAAGGGAACTGCTAATGTACTTGAAGCTTGCCTTGAAG
      V  E  V  I  E  P  A  V  K  G  T  A  N  V  L  E  A  C  L  E
2041  CTAAAGTGGAACGTGTTGTCTTTGTCAGTTCTGAAGCTGCTATTACTACGAGCCCTAATT
      A  K  V  E  R  V  V  F  V  S  S  E  A  A  I  T  T  S  P  N
2101  TACCAAAGGATAAAGTGATTGATGAGTCCTATTGGTCTGACAAAGAGTATTGCAGAAAAA
      L  P  K  D  K  V  I  D  E  S  Y  W  S  D  K  E  Y  C  R  K
2161  CTAAGgtctgtaagattctattacatgtgtgcttatgacatggatttatcattggcctta
      T  K
```

```
2221  tgttatgatagtagcgttgtccttttcgccagttatgctattttatttcagaattttcag
2281  ttgcaaaatatgttatgtttcagtgatcaagaatttgtgttatgtaaatattaaataaac
2341  tcatacgccgcatgtgatccagAACTGGTATTGTTTTTCCAAGACAGAGGCAGAAGAGCA
                             N  W  Y  C  F  S  K  T  E  A  E  E  Q
2401  GGCCCTGAACTTTGCAAAAAGCAACTGGGCTTAGTGTGTGGTAAGCATTTGTCCTACACTTGT
       A  L  N  F  A  K  R  T  G  L  S  V  V  S  I  C  P  T  L  V
2461  TTTGGGGCCAATTTTTACAGTCAACCACTAATGCAAGTAGCTTGGTTCTCATCAAACTTTT
       L  G  P  I  L  Q  S  T  T  N  A  S  S  L  V  L  I  K  L  L
2521  AAAAAGgtacctattaattgccttatcaaatccttattacaatatgtcagcttatgaactg
       K  G
2581  tccaatgctagttcaaatgccttattgttttacatgataactagttagagatacctgtaa
2641  ttcacgagtgcacaactgtgctgcacaagacatcccaaaagagagagaaaaaaaatgtgg
2701  gaaaacagttttgagctggtgaatgaggtttcggcacgtgtcattactgtagttaactttt
2761  tttaaatatataatggatcacataacttatataacatctttggtcatgtgaaagtggtgt
2821  tcattttcggtgtgcaaaacagattcagagtttggcctcggcaatttatttggtattggt
2881  atcaacgtatactcatgattatgcccttcgtggggattttgctctacatacttgcctcac
2941  tgcccctaataatttcattaaagccatataacatagttttcgtataaaaattataaatgt
3001  ttttcctgttattcatcttgtcgttcttgtttgtgtctgaaaactgaagGCTGTGATTCATT
                                                        C  D  S  L
3061  GGAGAATAAGCTTCGTTGGATAGTAGATGTACGGGACCTAGTTGATGCAATACTTTTGGC
       E  N  K  L  R  W  I  V  D  V  R  D  L  V  D  A  I  L  L  A
3121  TTATGAGAATGCAGGCCAGAAGGGAGATACATATGCCACTTCACACGGTATCAAGGCACG
       V  R  K  H  F  A  E  G  R  V  I  C  T  S  H  G  I  K  A  R
3181  GGATTTGGTGGAGAAGTTAAGGACTATATATCCAAACTACAAGTACCCTACAAAGtaagc
       D  L  V  E  K  L  R  S  I  Y  P  N  Y  K  Y  P  T  N
3241  ttctgtttccccattgtctatataaatcaaaggataattctgaagtagtagtcataaacaaag
3301  cactaacctaaatgtcttgacataatttttggatttgatgcaccagcctagagatcttagt
3361  tataaacaattgtcaacttgtcgtgtttttgttagagatcagaacgagagattattgaa
3421  ggtatattctgaaggaataaaagctgcagttagtcaagtgggttataggggaataaatagg
3481  agggaataaatgaggggaggtgtggagggaacttgtaacaaaaatgtattcaggatgata
3541  gtctggcccaaattcttaatttaaagattagtgctgatagtttcttatttaataggtaga
3601  tctagatcttaattaatatcaagatgtgtatgagacatgcaagatatgtaaaagatat
3661  gattgatttgtttttaacagaaaactaaagaattaactaggagtgaatgtaaaggaggtt
3721  acttgttaagcaagttcttgtgagatatacatagttgtatcagcgaattgttgagtcacg
3781  agaattagagaggaaaaattggaagtaatgttgcggtgaattgtttgcgatttttattcgt
3841  gatagttgttttgccaaagagtttacaattttgttctcaaacccttgcattgggagtggga
3901  gaggttggagttttgcaacttaattcataatagttgctttgcagtgggagtggaagaggt
3961  ttaaaattcagaagttgaatcatgatgtttgttcatagtgaatttaatatttctatatttg
4021  atatcttacatggacataggcatgtttggcctaaaacattatatttgtatgctatgtt
4081  gttatgttgctttccttagttaccataatttatgcaagtacgttagaaggggatgaggaa
4141  ttaccccccaacataattgcttatatatactagcagacaagacctgtgctcagcactgatg
4201  tgagaaaatcagcaagaaataatgtttctatataaaatatggcaatattgtcacgtggcg
4261  caacgtgaataaccatactaagtgtagttagttttcttaaataaaagatggagatgctgc
4321  cacgtggcgcaacatagataaccaaaataagtatagttagttttttaaaagataataga
4381  attgttttcacggttgcatgctgatataagtttcattgttggcagCTATATTGAGGTGGA
                                                     Y  I  E  V  D
4441  TGATTACAAAAAGCTGAGCTCAGAGAAACTGCAAAGGTTGGGTTGGAAACACAGGCCACT
       D  Y  K  K  L  S  S  E  K  L  Q  R  L  G  W  K  H  R  P  L
4501  GGAGGAAACACTTATTGATTCGTTGAGAGCTATAAGGAGGCTGGACTCTTGCAATCAGA
       E  E  T  L  I  D  S  V  E  S  Y  K  E  A  G  L  L  Q  S  E
4561  ATAA
       *
```

**图 2-13    *CiCCR3* 的 cDNA、gDNA 及推导的蛋白序列**

小写字母表示非编码区，下划线部分表示内含子

**Fig. 2-13    The cDNA，gDNA and deduced protein sequence of *CiCCR3***

The non-coding region was indicated as lowercase letters，the underline letters indicated the introns

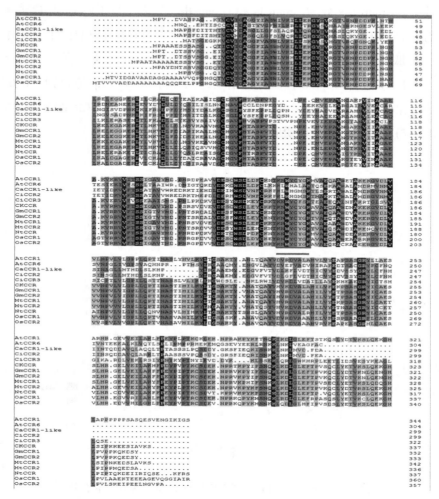

**图 2-14　CiCCR2 和 CiCCR3 与其他 CCR 蛋白序列比对分析**

框内区域为保守结构域，下划线表示酶催化位点区域。

**Fig. 2-14　Multiple alignment of CiCCR2 and CiCCR3 along with other CCR proteins**

The boxes indicate the conserved domain; the underline indicates the catalytic site of CCR.

数为 -0.173。含量最高氨基酸为亮氨酸 11.5%，其次是丝氨酸 9.6% 和谷氨酸 9.0%。

（3）CiCCR2 和 CiCCR3 系统进化分析。已知的 CCR 分为 Group Ⅰ、Ⅱ、Ⅲ、

IV，其中，Group I 又分为 Group Ia 和 Group Ib。为进一步了解 CiCCR2 和 CiC-CR3 与其他 CCR 蛋白的进化关系，将 CiCCR2 和 CiCCR3 蛋白序列与拟南芥、白菜、西瓜和豆科植物大豆、蒺藜苜蓿，以及单子叶植物水稻、玉米等的 CCR，用 Mega5 软件采用邻接法进行系统进化分析。Bootstrap 值设为 1 000 次。从系统进化树可知 CiCCR2 和 CiCCR3 属于 Group IV 组，为 CCR-like 一类的基因，基因与功能的研究尚不明确。

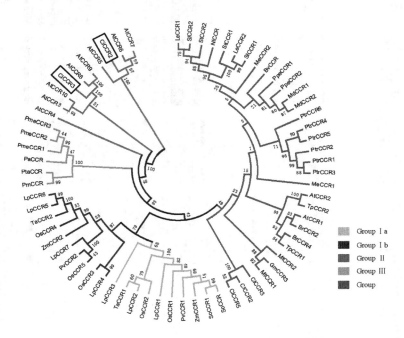

**图 2-15　CiCCR2 和 CiCCR3 与其他 CCR 的系统进化分析**

**Fig. 2-25　The phylogenetic analysis of CiCCR2 and CiCCR3 with other CCRs**

3. 过表达 *CiCCR2* 和 *CiCCR3* 转基因拟南芥株系获得

（1）过表达 *CiCCR2* 和 *CiCCR3* 表达载体构建与鉴定。为了研究 *CiCCR2* 和 *CiCCR3* 在植物体内的具体功能，构建了 *CiCCR2* 和 *CiCCR3* 的过表达载体。首先将 *CiCCR2* 和 *CiCCR3* 连接到 *pEASY*-Blunt 克隆载体中，之后用限制性内切酶切下连接到 pCanG-*HA* 表达载体中。连接后的重组质粒 p35S∷ *CiCCR2* 和 p35S∷ *CiCCR3* 转入大肠杆菌 DH5α 感受态中，经菌落 PCR 及质粒酶切双重验证后（图 2-16），将鉴定为正确重组子的大肠杆菌菌株送测序，之后将测序结果正确的菌株转入农杆菌中。

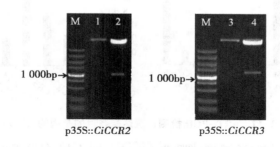

p35S::*CiCCR2*　　　　　p35S::*CiCCR3*

**图 2-16　*CiCCR2* 和 *CiCCR3* 过表达载体的鉴定**

泳道 1 和 3：质粒对照；泳道 2：*Sal* I 和 *Sac* I 酶切鉴定；泳道 4：*Sal* I 和 *Spe* I 酶切鉴定

**Fig. 2-16　Identification of *CiCCR2* and *CiCCR3* over-expression vector**

Lane 1 and 3：Vector control；Lane 2：Digest with *Sal* I and *Sac* I；Lane 4：Digest with *Sal* I and *Spe* I

（2）过表达 *CiCCR2* 和 *CiCCR3* 转基因株系获得与鉴定。将构建好的过表达载体 p35S：：*CiCCR2* 和 p35S：：*CiCCR3* 用浸花法转化拟南芥 Columbia-0 生态型，用 Kan 抗性筛选。最终转 *CiCCR2* 基因拟南芥获得纯合体 8 个株系，转 *CiCCR3* 基因拟南芥获得 9 个株系。

检测转基因纯合体株系中 *CiCCR2* 和 *CiCCR3* 基因的表达量，以拟南芥 *AtEF*1α 基因为内参基因，采用 qRT-PCR 进行检测。由于目的基因为异源表达，而且不同株系间的表达差异较大，选择用 $2^{-\Delta CT}$ 算法，结果如图 2-17 所示。8 个 *CiCCR2* 转基因纯合体株系中，CCR2-9、CCR2-11、CCR2-43 为表达量最高的三个株系，选择这三个株系进行后续实验。9 个 *CiCCR3* 转基因纯合体株系中，CCR3-7、CCR3-8、CCR3-22 为表达量最高的三个株系，选择这三个株系进行后续实验。

4. *CiCCR2* 和 *CiCCR3* 基因在中间锦鸡儿不同组织部位表达量检测

通过对 *CiCCR2* 和 *CiCCR3* 基因在中间锦鸡儿不同组织部位的表达量进行检测发现，这两个基因的表达模式有较大的差异。在所检测的各组织部位，*CiCR3* 基因均比 *CiCCR2* 基因的表达量高。其中，*CiCCR2* 基因在花和叶中的表达

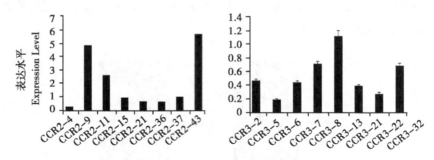

**图 2-17　qRT-PCR 检测过表达株系目的基因的表达水平**

**Fig. 2-17　The expression level of *CiCCR2* and *CiCCR3* in transgenic lines**

量最高，而在根、茎、种子中相差不大。*CiCCR3* 基因表达量最高的部位为茎和种子，其他依次为花、叶、根。

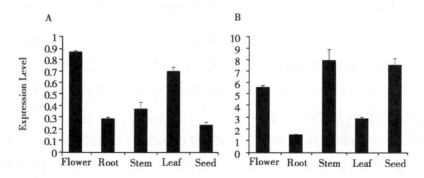

**图 2-18　qRT-PCR 检测中间锦鸡儿不同部位 *CiCCR2* 和 *CiCCR3* 的表达水平**

A：*CiCCR2*；B：*CiCCR3*

**Fig. 2-18　The expression level of *CiCCR2* and *CiCCR3* in different tissues of *C. intermedia***

A：*CiCCR2*；B：*CiCCR3*

5. 转基因纯合体木质素含量的检测

*CCR* 基因是植物木质素合成途径的关键酶，其表达量的多少影响着植物体内木质素的含量。为了验证 *CiCCR2* 和 *CiCCR3* 基因的功能，本研究采用溴乙酰法对转基因拟南芥的木质素含量进行了检测。以木质素为标准品，绘制标准曲线（图 2-19），得到木质素浓度与吸光值的回归方程为 $Y = 25.45X + 0.0294$，

$X$ 为木质素含量（mg/mL），$Y$ 为吸光值，$R^2 = 0.999$。

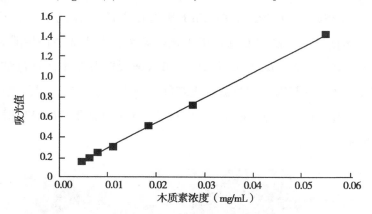

**图 2-19 木质素标准曲线**

**Fig. 2-19 Lignin standard curve**

检测发现，*CiCCR2* 过表达株系中木质素的含量，在幼苗期和成熟期都高于野生型，但差异不显著。*CiCCR3* 过表达株系在幼苗期和成熟期木质素含量较野生型显著提高（图 2-20）。

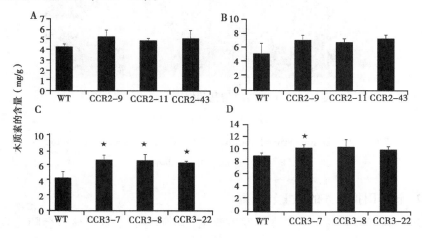

**图 2-20 *CiCCR2* 和 *CiCCR3* 转基因株系和野生型拟南芥木质素含量**

A 和 C：幼苗期；B 和 D：成熟期

**Fig. 2-20 Content of lignin in *CiCCR2* and *CiCCR3* transgenic lines**

A and C：seedlings；B and D：mature seedlings

6. 转基因拟南芥木质部染色结果

为了进一步验证 *CiCCR2* 和 *CiCCR3* 基因在木质素合成中的作用，采用 Weisner 法对拟南芥茎的横切面进行组织化学染色。木质部中松柏醛和丁香醛被染成红色，染色后颜色深浅和面积大小可大概反映其含量。染色结果显示，转 *CiCCR2* 和 *CiCCR3* 基因拟南芥被染成红色部分比野生型多，颜色更深，见图 2-21 和图 2-22。进一步说明在拟南芥中过表达 *CiCCR2* 和 *CiCCR3* 基因能够增加植株的木质素含量。

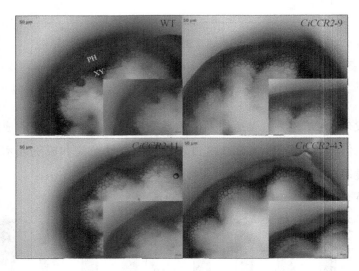

**图 2-21　*CiCCR2* 转基因拟南芥组织化学染色**

XY：木质部；PH：韧皮部

**Fig. 2-21　Histochemical staining of *CiCCR2* transgenic *Arabidopsis***

XY：Xylem；PH：Phloem

7. 转基因拟南芥的鲜重、干重

转基因拟南芥的木质素含量发生变化，其鲜重和干重应该也会随之发生改变。因此，本研究测定了转基因拟南芥的鲜重和干重。相比野生型拟南芥，*CiCCR2* 和 *CiCCR3* 过表达株系干重和鲜重值均增高，但没有达到显著水平。

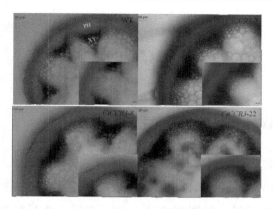

**图 2-22　CiCCR3 转基因拟南芥组织化学染色**

XY：木质部；PH：韧皮部

**Fig. 2-22　Histochemical staining of CiCCR3 transgenic Arabidopsis**

XY：Xylem；PH：Phloem

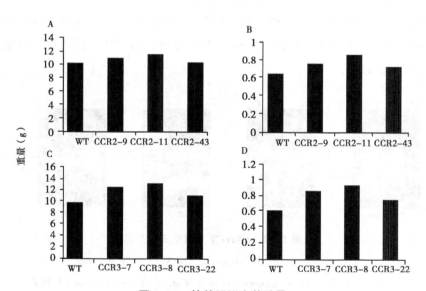

**图 2-23　转基因拟南芥重量**

A 和 C：鲜重；B 和 D：干重

**Fig. 2-23　Weight of the transgenic Arabidopsis**

A and C：fresh weight；B and D：dry weight

# 第四节　HCT 的功能研究

## 一、柠条锦鸡儿 *CkHCT* 基因克隆

### 1. 中间片段的获得和 RACE 扩增

用简并引物 HCT1-1、HCT1-2、HCT1-3 进行巢式 PCR 扩增后，得到一条约 750 bp 的特异性条带，如图 2-24A 所示。克隆测序后结果经 Blastn 显示该序列与其他植物 HCT 基因序列高度相似，表明已经克隆的片段是柠条锦鸡儿 *HCT* 基因的片段，长度为 741 bp。

进行 3'-RACE 及 5'-RACE 扩增后，克隆测序得到的 3'-末端序列长度为 950 bp，5'-末端序列长度为 855 bp，如图 2-24B、C 所示。利用 Vector NTI10，将中间保守区序列与 3'-RACE、5'-RACE 扩增得到的序列进行拼接，拼接序列长度为 1 750 bp。

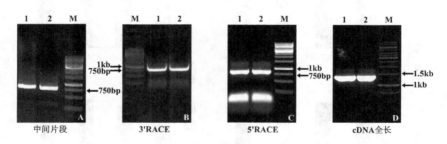

图 2-24　*CkHCT* 克隆电泳结果图

A：中间片段；B：3'-RACE；C：5'-RACE；D：cDNA 全长

**Fig. 2-24　The electrophoresis results of the PCR products of *CkHCT***

A：The core fragment；B：3'-RACE；C：5'-RACE；D：Full length cDNA

### 2. *CkHCT* 基因全长 cDNA 克隆

为了验证拼接是否正确，设计特异性引物 F-HCT 和 R-HCT 扩增得到 cDNA 全长序列，如图 2-24D 所示。克隆测序后显示该序列在引物范围内与 RACE 拼

接序列完全一致，说明拼接得到的序列正确。

## 二、CkHCT 基因序列分析

经分析，克隆得到的序列具备长度为 1 305 bp 的完整阅读框（ORF），具有起始密码子 ATG，终止密码子 TGA，此外还有 175 bp 的 5'-调控区（UTR），270 bp 的 3'-非编码区，有 polyA（11）尾巴，预测编码的蛋白质有 434 个氨基酸，如图 2-25 所示。在推导的氨基酸序列中发现了 HCT 共有的序列 DFGWG，同样证明了扩增到的基因是柠条锦鸡儿 HCT 基因。将该基因提交到 GeneBank 数据库，获得的登录号是 KC895507。

## 三、CkHCT 基因编码蛋白生物信息学分析

### 1. 理化性质预测

对推导的氨基酸序列进行预测分析发现，该基因编码蛋白等电点 6.42，分子量 48.02 kDa。不稳定系数 35.34，是稳定蛋白；总平均亲水性 -0.140，属亲水性蛋白。

### 2. 蛋白结构预测

图 2-26 中最长的细线代表 α-螺旋，占 27.65%；次长的代表 β-折叠，占 20.74%；短的代表无规则卷曲，占 51.61%。由图 2-26 可以看出，CkHCT 编码的多肽链中 α-螺旋、β-折叠和无规则卷曲从 N 端到 C 端分布均匀。

利用 SWISS-MODEL 预测 CkHCT 蛋白三级结构，如图 2-27 所示。

## 四、CkHCT 系统进化分析

利用 NCBI 检索已提交的其他物种的 HCT 基因氨基酸序列，然后用 Mega 5 进行系统进化分析，结果如图 2-28 所示。分析结果显示，中间锦鸡儿 HCT 基因与豆科的三叶草、紫花苜蓿、蝶豆 HCT 基因亲缘关系最近，这与植物分类、进化的关系保持一致。CkHCT 编码的氨基酸序列与三叶草 HCT 基因（ACI16630.1）氨基酸序列相似度达 92%，与蝶豆 HCT 基因（BAF49306.1）、

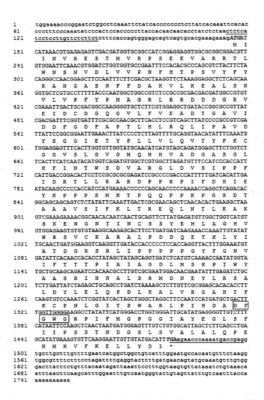

```
1     tggaaaacccggaatctggcctcaaattctatcacccccctcttatcacaaattcacac
61    cccttttcccaaatatccactccaccccccttaccaacaacaacacctatctctaactctca
121   tcctccttgttctcttctcttcaccagtgggagcagtcagtgcacgaaagaaagATGAT
                                                              M  I
181   CATAAACGTGAGAGAGTCGACGATGGTGCGGCCATCGGAGGAGGTGGCGCGGCGGACGTT
      I  N  V  R  E  S  T  M  V  R  P  S  E  E  V  A  R  R  T  L
241   GTGGAATTCAAACGTGGATCTGGTGGTGCCGAATTTCCACACGCCCAGCGTCTACTTCTA
      W  N  S  N  V  D  L  V  V  P  N  F  H  T  P  S  V  Y  F  Y
301   CAGGGCCAACGGAGCTTCCAATTTCTTCGACGCTAAGGTTCTAAAGGAGGCTCTCAGCAA
      R  A  N  G  A  S  N  F  F  D  A  K  V  L  K  E  A  L  S  K
361   GGTGCTCGTGCCTTTTTACCCAATGGCTGGCCGTCTCCGCGCGGCGACGACGATGGCCGTGT
      V  L  V  P  F  Y  P  M  A  G  R  L  R  D  D  D  G  R  V
421   CGAAATTGACTGCGACGGCCAAGGGGTGCTCTTCGTGGAGGCTGATACCGGCGGCGTTAT
      E  I  D  C  D  G  Q  G  V  L  F  V  E  A  D  T  G  A  V  I
481   CGACGGATTCGGTGATTCGCGCCAACGCTTCACCTCCGTCAGCTTATCCCCGCCGTCGA
      D  D  F  G  D  F  A  P  T  L  H  L  R  Q  L  I  P  A  V  D
541   TTATTCCGGCGGGAATTGAAACTTATCCCCTCTTAGTTTTGCAGGTAACATATTTCAAATG
      Y  S  G  G  I  E  T  Y  P  L  L  V  L  Q  V  T  Y  F  K  C
601   TGGAGGAGTTTCACTTGGTGTTGGTGGTCAACATCATGTAGCAGATGGAGCTTCTGGTCT
      G  G  V  S  L  G  V  G  M  Q  H  H  V  A  D  G  A  S  G  L
661   TCACTTCATCAATACCATGGTCAGATGTGGCTCGTCGTGGCGTAGATGTTTCCATCCACCCATT
      H  F  I  N  T  W  S  D  V  A  R  G  L  D  V  S  I  P  F
721   CATTGACCGGACTCCTCCGCGCGCGAGATCCGCCCCGCACCCATTTTGATCACATTGAA
      I  D  R  T  L  L  R  A  R  D  P  P  R  P  I  F  D  H  I  E
781   ATACAAGCCCCCACCATCCATGAAAACCCCCCAGCAACCCCCAAACCCAGGGCTCAGGTGA
      Y  K  P  P  P  S  M  K  T  P  Q  Q  P  K  P  G  S  D  T
841   GGCGACGCAGTCTCTATATTCAAATTGACTCGCGAACAGTCAACACACTGAAGGCTAA
      A  A  A  V  S  I  F  K  L  T  R  E  Q  L  N  T  L  K  A  K
901   GTCAAAGAAAACGGCAACACAATCAACTACGCAGTTCTTATGAGATGTTGGCTGGTCATGT
      S  K  E  N  G  N  T  I  N  C  S  S  Y  E  M  L  A  G  H  V
961   GTGGAGAAGTGTGTGTAAGGCAAGAGCACTTCCTGATGATCAAGAAACCAAATTGTATAT
      W  R  S  V  C  K  A  R  A  L  P  D  D  Q  E  T  K  L  Y  I
1021  TGCAACTGATGGAAGGTCAAGGTTGATACCACCCCCTCCACCAGGTTACTTTGGAAATGT
      A  T  D  G  R  S  R  L  I  P  P  P  P  P  G  Y  F  G  N  V
1081  GATATTGACAACCACACCTATAGCTATAGCAGGTGATCTCATGTCAAAACCAATATGGTA
      I  F  T  T  T  P  I  A  I  A  G  D  L  M  S  K  P  I  W  Y
1141  GCTTGATTATCTAGAGCTGCAGCCTGATCTAAAAGCTCTTGTTCGCGGAGCACACACCTT
      A  A  S  R  I  H  N  A  L  S  R  M  D  N  E  Y  L  R  S  A
1201  TCTTGATTATCTAGAGCTGCAGCCTGATCTAAAAGCTCTTGTTCGCGGAGCACACACCTT
      L  D  Y  E  L  Q  P  D  L  K  A  L  V  R  G  A  H  I  F
1261  CAAGTGTCCAAATCTCGGTATCACTAGCTGGGCTAGGCTCCCAATCCATGATGCTGACTT
      K  C  P  N  L  G  I  T  S  W  A  R  L  P  I  H  D  A  D  F
1321  TGGTTGGGGAAGGCCTATATTCATGGGACCTGGTGGGATTGCATATGAGGGGTTGTCTTT
      G  W  G  R  P  I  F  M  G  P  G  G  I  A  Y  E  G  L  S  F
1381  CATAATTCCAAGTCAACTAATGATGGGAGTTTGTCTGTGGCATTAGCTCTTCAGCCTGA
      I  I  P  S  S  T  N  D  G  S  L  S  V  A  L  A  L  Q  P  E
1441  GCATATGAAAGTGTTCAAGGAATTGTTGTATGACATTTGAagaacccaaaatgaccgagg
      H  M  K  V  F  K  E  L  L  Y  D  I  *
1501  tgcttgcttgttttgaatcatggctggctgtcatttggaatgccacaatgtttctaagg
1561  tggcgttttctttcctagatttttgaggtacttttgatgaacagtatgcaaatgtttgtgg
1621  gacttatttctgtttacaatagattaaattccttggttaagtgttataaatctgtaaaca
1681  atttaacttcaagcatttgaatttgtcaatgggtattgtagttatttgtcaatttacca
1741  aaaaaaaaaa
```

图 2-25　CkHCT 核酸序列及推导的氨基酸序列

起始密码子 ATG 和终止密码子 TAA 加粗显示，下划线部分是全长特异引物所在位置，
大写字母代表编码框，小写字母代表非编码区域，方框中是保守序列。

Fig. 2-25　Full-length cDNA and deduced amino acid sequences of *CkHCT*

The bold letters show ATG and TGA, the underline letters show the primers, the capital letters show the coding regions, the lowercase letters show the non-coding regions, the sequence in box is conserved domain.

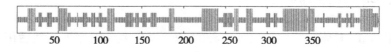

图 2-26　CkHCT 蛋白二级结构预测

Fig. 2-26　The secondary structure of the deduced CkHCT by GOR IV

苜蓿 *HCT* 基因（AES84413.1）氨基酸序列相似度达 90%。

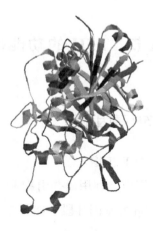

**图 2-27 CkHCT 蛋白三级结构预测**

**Fig. 2-27 Tertiary structure of the CkHCT**

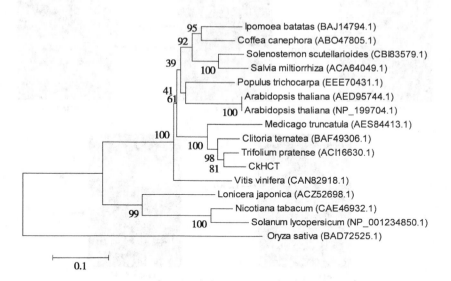

**图 2-28 CkHCT 系统进化分析**

**Fig. 2-28 Phylogenetic analysis of CkHCT**

# 第五节 F5H 的功能研究

## 一、柠条锦鸡儿*CkF5H*基因克隆

### 1. 中间片段的获得和 RACE 扩增

以柠条锦鸡儿 cDNA 为模板，利用简并引物 F5H1-1 和 F5H1-2 进行 PCR 扩增，测序获得长度为 581 bp 的基因片段，如图 2-29A 所示。

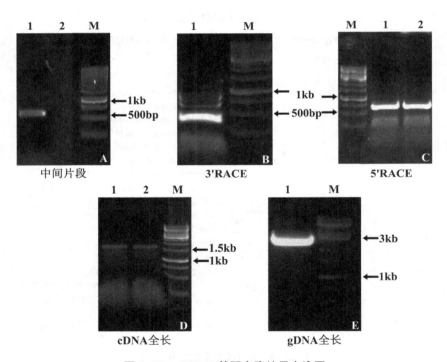

图 2-29 *CkF5H* 基因克隆结果电泳图

A：中间片段克隆；B：3'-RACE；C：5'-RACE；D：cDNA 全长；E：gDNA 全长

**Fig. 2-29 The electrophoresis results of the PCR products of *CkF5H***

A：The core fragment；B：3'-RACE；C：5'-RACE；D：Full length cDNA；E：Full length gDNA

在已知序列基础上设计 RACE 引物进行 3'- RACE 和 5'- RACE，测序后分别获得 910 bp 和 627 bp 的片段，如图 2-29B、C 所示。将中间片段、3'-RACE 和 5'- RACE 序列拼接获得 1 679 bp 的 cDNA 全长。

2. *CkF5H* 基因 cDNA 和 gDNA 全长克隆

以柠条锦鸡儿 cDNA 为模板，利用特异性引物 F5H-OVER-1 和 F5H-OVER-2 进行特异性扩增对 RACE 结果进行验证，扩增获得 cDNA 序列，如图 2-29D。测序结果显示该序列与 RACE 拼接结果在引物范围内完全一致，表明 RACE 拼接结果是正确的。

以柠条锦鸡儿 gDNA 为模板，利用特异性引物 F5H-OVER-1 和 F5H-OVER-2 进行 PCR 扩增获得基因的 gDNA 序列，如图 2-29E 所示。

## 二、*CkF5H* 基因序列分析

克隆获得了 1 679 bp 的柠条锦鸡儿 *F5H* 基因全长，具备长度为 1 563 bp 的开放阅读框，起始密码子 ATG，终止密码子 TAG。此外还有 34 bp 的 5'-调控区，106 bp 的 3'-非编码区，有 polyA (11) 尾，如图 2-30 所示。

克隆获得了该基因 3 495 bp 的基因组全长序列。其中包括二个外显子，长度分别是 948 bp 和 609 bp；一个内含子，长度是 792 bp。该基因推导的氨基酸序列长度为 520 个氨基酸，有细胞色素 P450 家族保守序列：FGSGRRSCPG。

将该基因编码的蛋白序列进行 Blastp 比对，结果显示该基因与苜蓿 F5H (XP_ 003629360) 蛋白序列相似度达到 88%，与拟南芥 F5H (XP_ 002867029.1) 蛋白序列相似度 76%。通过 NCBI 的 CDD 分析显示该基因属于细胞色素 P450 家族，CypX 超家族成员。这些结果均证实克隆到的基因是柠条锦鸡儿 *F5H* 基因。将该基因提交 GeneBank 数据库，登录号 HQ829862。

## 三、*CkF5H* 基因编码蛋白的生物信息学分析

1. 理化性质预测

对 *CkF5H* 基因推导的氨基酸序列进行预测分析发现，该蛋白等电点 6.45，

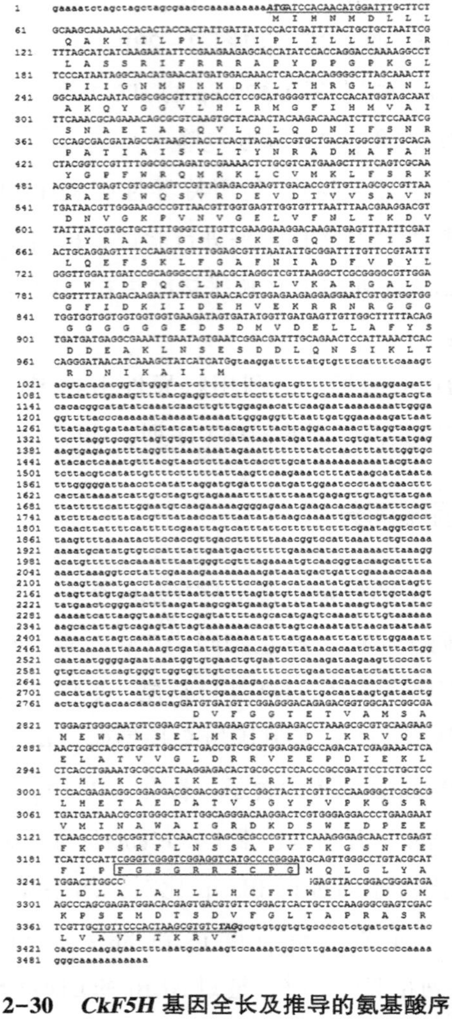

```
1     gaaaatctagctagctagcgaacccaaaaaaaaATGATCCACAACATGGATTTGCTTCT
                                       M  I  H  N  M  D  L  L
61    GCAAGCAAAAACCACACTACCACTATTGATTATTCCCACTGATTTTACTGCTGCTAATTCG
      Q  A  K  T  T  L  P  L  L  I  I  P  L  I  L  L  L  I  R
121   TTTAGCATCAAGAATATTCCGAAGAAGAGCACCATATCCACCAGGACCAAAAGGCCT
      L  A  S  S  R  I  F  R  R  R  A  P  Y  P  P  G  P  K  G  L
181   TCCCATAATAGGCAACATGAACATGGACAAACTTCACACACAGGGGCTTAGCAAACTT
      P  I  I  G  N  M  N  M  D  K  L  T  H  R  G  L  A  N  L
241   GGCAAAACAATACGGCGGCGTTTTGACGCTCCGCATGGGGTTCATCCACATGGTAGCAAT
      A  K  Q  Y  G  G  V  L  H  L  R  M  G  F  I  H  M  V  A  I
301   TTCAAACGCAGAAACAGCGCGTCAAGTGCTACAACTACAAGACAACATCTTCTCCAATCG
      S  N  A  E  T  A  R  Q  V  L  Q  L  Q  D  N  I  F  S  N  R
361   CCCAGCGACGATAGCCATAAGCTACCTCACTTACAAACCGTGCTGACATGGCGTTTGCACA
      P  A  T  I  A  I  S  Y  L  T  Y  N  R  A  D  M  A  F  A  H
421   CTACGGCTTCGTTTTGGCGCCAGATGCGAAAACTCTGCGTCATGAAGCTTTTCAGTCGCAA
      Y  G  P  F  W  R  Q  M  R  K  L  C  V  M  K  L  F  S  R  K
481   CGCGCTGAGTCGTCGGTTCCGTTAGGAGCGGAAGTTGACACCGTTGTTAGCGAAGGACGT
      R  A  E  S  W  Q  S  V  R  D  E  V  D  T  V  V  S  A  V  N
541   TGATAACGGTTGGGAAGCCCGTTAACGTTGGTGAGTTGGTGTTTAATTTAACGAAGGACGT
      D  N  V  G  K  P  V  N  V  G  E  L  V  F  N  L  T  K  D  V
601   TATTTATCGTGCTGCTTTTGGGTCTTGTTCGAAGGAAGACAAGATGAGTTTATTTCGAT
      I  Y  R  A  A  F  G  S  C  S  K  E  G  Q  D  E  F  I  S  I
661   ACTGCAGGAGTTTTCGAAGCGTTTAATATTGCCGGATTTTGTTCCGTATTT
      L  Q  E  F  S  K  L  F  G  A  F  N  I  A  D  F  V  P  Y  L
721   GGGTTGGATTGATCCGCAGGGCCTTAACGCTAGGCTCGTTAAGGCTCGCGGGCGTTGGA
      G  W  I  D  P  Q  G  L  N  A  R  L  V  K  A  R  G  A  L  D
781   CGGTTTTTATAGACAAGATTATTGATGAACAGAAGAAGAGGAATCGTGGTGGTGG
      G  F  I  D  K  I  I  D  E  V  E  K  R  R  N  R  G  G  G
841   TGGTGGTGGTGGTGGTGGTGAAGATAGTGAATGGTTGATGAGTTGTTGGCTTTTTACAG
      G  G  G  G  G  E  D  S  D  H  V  D  E  L  L  A  F  Y  S
901   TGATGATGAGGCGAAATTGAATAGTGAATCGGACGATTTGCAGAACTCCATTAAACTCAC
      D  D  E  A  K  L  N  S  E  S  D  D  L  Q  N  S  I  K  L  T
961   CAGGGATAACATCAAAGCTATCATCATGtaaggatttttatgtgttcaatttcaaagt
      R  D  N  I  K  A  I  I  M
1021  acgtacacacggtatgggtactcttttttcatgatgtttttttcttaaggaagatt
1081  ttacatctgaaagttttaacgaggtcctcttcttctttgcaaaaaaaaaagtacgta
1141  cacacgggcatatatgaaataacttgtttggagaccattcaagaataaaaaaattggga
1201  ggtttataacccataaaaatttaaaatttggaggtttaattgatggaaaaagattaat
1261  ttataagtgataataacttatcatatttacagttttacttaggacaaaacttaggtaaggt
1321  tccttaggtgcggttagtgtggtcctcctcatcatacatagataaaatagatcaaaatgt
1381  aagtgagagatttcagttttaaatataaatgaatttttttatctgtcaccttatttgtt
1441  atacactcaaatgttctacgttttttttttattaagttcaagaaatcctttataagcatataac
1501  tcttacgtcatctgtttttctttttattaagttcaagaaatcttataagcgatatataa
1561  tttggggatttaacctcatattaggatgtgattctaatgattggaatcccttaattcaatctt
1621  cactataaaatcattgtctagtgtagaaaatttattttaaatgagagtttgtagtttatga
1681  ttattttcaatgaagtgtcaagaaaaacgggagaactgaagacaacaagtaaatcagt
1741  atcttaacotcataacgtttataacoatttaaatatacacagcaaaactgttcagtaggcct
1801  tcaacttatttttcattttctcgaattagtgatttattctttttctttcgaataggtccctt
1861  taagttttaaaatacttccacacgttgacctttttaaacgtgtccttaaattctgtcaaa
1921  aaaatgcatatgtcgacattattgaatgactgtttgaacacacataaaaacttaaagg
1981  acatgtttttcacaaattcaatgggtcgttagaaaatgtcaacggtacaagcattttta
2041  aaacttaaagtgcctctctgaaaaaaaaaagtaaatgactgattcgaaaaccaaaa
2101  ataacttaaatgaccttacacatttccagatacataaatatgtattaccacaagtaa
2161  atagttatgtgaagtaattttttaattcattttagtatgttaattatattatcttgctaagt
2221  tagaactogggaactttaaaactaagcgatgaatatatataaaataatatgtctatac
2281  aaaatcattaaggtaaattccgagtattttaagcacgtgagtcaaaattttttgtaaaaa
2341  aagcacattagtcagagtattagtaaaaaacacattagtcaaaatattaacataataat
2401  aaaaacattagtcaaaattaccaaataaaaaatattatgaaaaatttacttttgggaaat
2461  atttaaaaatcaaaaaaatcgatattacgagaacagttccttcaaatocacaatctttcctg
2521  caataatgggagaatgaaatgatgagcggtatatttgacacaataagagtcccatt
2581  gttgtcacttcatggttggttggttgttcatcataacatttcctttgaatccatactatttaca
2641  gcatttcattttcaatttagaaaaggaaaagacaacaacaacaacaacaactgtcaa
2701  actatggtacaacaacaacgagGATGTGATGTTCGGAGGGGACAGAGACGGTCGGCGA
                               D  V  F  G  G  T  E  T  V  A  M  S  A
2821  TGGAGTGGGGCAATGAGCGAGCTAATGAGAAGTCCAGAAGACCTAAAGCGCGTGCAAGAG
       M  E  W  A  M  S  E  L  M  R  S  P  E  D  L  K  R  V  Q  E
2881  AACTCGCCACCGTGGTTGGGCCTTGACCGTCGCGTGGAGGAGCCAGACATCGAGAAACTCA
       E  L  A  T  V  V  G  L  D  R  R  V  E  E  D  I  E  K  L
2941  CTCACCTGAAATCGCCCATCAAGGATAACACTGCGCCTCACCCGCCGATTCCCTGTCTCC
       T  H  L  K  C  A  I  K  E  T  L  R  L  H  P  P  I  P  L
3001  TCCACGAGACGGCGGAGGACGGCGACGGTCTCCGGCTACTTCGTTCCCAAGGGCTCGCGCG
       L  H  E  T  A  E  D  A  T  V  S  G  Y  F  V  P  K  G  S  R
3061  TGATGATAAACGCTGGGCTATTGGCAGGGACAAGGACTCGTGGGAGGACCCTGAAGAAT
       V  M  I  N  A  W  A  I  G  R  D  K  D  S  W  E  D  P  E  E
3121  TCAAGCCGTCGCGGTTCCTCAACTCGAGCGCGCCCGTTTTCAAAGGGAGCAACTTCGAAT
       F  K  P  S  R  F  L  N  S  S  A  P  V  F  K  G  S  N  F  E
3181  TCATTCCATTCGGGTCGGGTCGGAGGTCATGCCCCGGGATGGGCTGGGATACGCAT
       F  I  P  F  G  S  G  R  R  S  C  P  G  M  G  L  G  Y  A
3241  TGGACTTGGCC                                 GGAGTTACCGGACGGGATGA
       L  D  L  A  L  A  H  L  L  H  C  F  T  W  E  L  P  D  G  M
3301  AGCCCAGCGAGGATGGACGAGTGACGTGTTCGGACTCACTGCTCCAAGGGCGAGTCGAC
       K  P  S  E  M  D  T  S  D  V  F  G  L  T  A  P  R  A  S  R
3361  TCGTTGCTGTTCCCACTAAGCGTGTCTAGgcgtgatggtgcccctctgatcgattac
       L  V  A  V  P  T  K  R  V  *
3421  cagcccaagagaacttttaaatgcaaaagtgccaaaatggcttgaagagcttccccaaa
3481  gggcaaaaaaaaa
```

**图 2-30 _CkF5H_ 基因全长及推导的氨基酸序列**

起始密码子 ATG 和终止密码子 TAA 加粗显示，大写字母代表编码框，
小写字母代表非编码区域，方框中是保守序列。

**Fig. 2-30 Full-length nucleotide and deduced amino acid sequences of _CkCkF5H_**

The bold letters show ATG and TGA, the capital letters show the coding regions, the lowercase letters show the non-coding regions, the sequence in box is conserved domain.

分子量 58.09 kDa。不稳定系数 45.72，是不稳定蛋白；总平均亲水性 -0.143，属亲水性蛋白。

## 2. 蛋白结构预测

用 GOR4 对蛋白的二级结构分析发现二级结构的构成比例是 α–螺旋占 39.81%、β–折叠占 15.96%、无规则卷曲占 44.23%，这三种结构均匀分布于蛋白中，如图 2-31 所示。图中最长的竖线代表 α–螺旋，次长的代表 β–折叠，短的代表无规则卷曲。

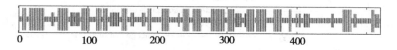

图 2-31    CkF5H 二级结构预测

Fig. 2-31    The secondary structure of the deduced CkF5H by GOR IV

利用 SWISS–MODEL 对其三级结构进行预测，结果如图 2-32 所示。

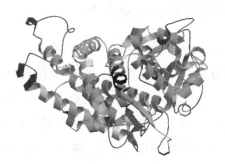

图 2-32    CkF5H 三级结构预测

Fig. 2-32    Tertiary structure of the CkF5H

# 四、CkF5H 系统进化分析

利用 NCBI 检索已提交的其他物种的 F5H 序列，包括桉树（*Eucalyptus globulus*）、苜蓿（*Medicago truncatula*）、油菜（*Brassica napus*）、拟南芥（*Arabidopsis thaliana*）、银合欢（*Leucaena leucocephala*）、构树（*Broussonetia papyrifera*）、杨树（*Populus trichocarpa*）、喜树（*Camptotheca acuminata*）、大豆（*Glycine max*）等。用 Mega 5 进行系统进化分析，结果如图 2-33 所示，括号中是 GeneBank

登录号。由图可以看出，同为豆科的苜蓿、大豆、银合欢与柠条锦鸡儿 F5H 亲缘关系最近，在一个分支上；其他物种 F5H 处于另一个分支。

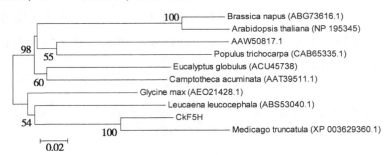

图 2-33  CkF5H 系统进化分析

Fig. 2-33  Phylogenetic analysis of CkF5H and other known F5Hs

## 五、*CkF5H* 启动子克隆及序列分析

### 1. *CkF5H* 基因启动子克隆

根据获得的 *CkF5H* 基因 gDNA 序列，设计步移引物 F5H-SP1、F5H-SP2 和 F5H-SP3，利用宝生物染色体步移试剂盒自带引物 AP1、AP2、AP3 和 AP4 分别进行三轮 PCR，只有 AP3 引物扩增时在第三轮获得了单一明亮产物，如图 2-34A 所示。经过测序后得到 ATG 上游约 800 bp 的启动子序列。在此序列基础上再设计步移引物 F5H-SP1-2、F5H-SP2-2 和 F5H-SP3-2，进行第二次步移。利用引物 AP2 经过三轮 PCR 后得到了约 750 bp 的单一明亮条带，如图 2-34B 所示。将条带回收、克隆测序得到 751 bp 的序列。

### 2. *CkF5H* 基因启动子序列分析

将两次步移获得的序列进行拼接，得到了 1 550 bp 序列，该序列与 *CkF5H* 基因的起始密码子 ATG 后有 41 bp 的重叠区域，证明该序列为 *CkF5H* 基因的启动子序列。分析确定，经过两次步移得到了 ATG 上游 1 509 bp 的启动子序列。

利用植物启动子在线分析软件 PlantCARE 和 PLACE 对获得的启动子序列进行分析，发现该序列具有 TATA-box 和 CAAT-box。将起始密码子 ATG 的 A 定义为+1 位。该序列中存在大量的光响应元件，如 G-box、C-box、AE-box、

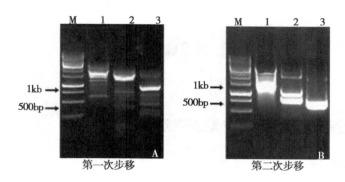

图 2-34　*CkF5H* 基因启动子克隆

A：第一次步移结果电泳图；B：第二次步移结果电泳图

泳道 1：第一轮 PCR；泳道 2：第二轮 PCR；泳道 3：第三轮 PCR

**Fig. 2-34　The electrophoresis results of the promoter of *CkF5H***

Lane1：the first PCR products；Lane2：the second PCR products；Lane3：the third PCR products

SP1-box 和 TCT-motif 等和昼夜节律响应元件 circadian、防御与胁迫响应元件 TC-rich repeats、赤霉素顺式作用元件 TATC-box、热响应元件 HSE，如图 2-35 所示。已有的研究表明，逆境胁迫会改变木质素的组成，赤霉素可以调节木质素的组成，而光合昼夜节律也会影响木质素的含量和组成。

```
1      tagtgaagaa gcataggtat aacacagaat aaaaatgtca agcaagaact acaatttcaa
61     aatccctcta gatcaatgtt aagcactata tttcaactcg aacttttcat cccttcgaga
121    acttgcattt tttagagttt gtttatttaa aattttaaaa caattacaat ataattttt
181    taacatttaa aaaaaaaaac ttattatttt aatcaaaaat aaaaaaatag taatttaaat
241    atttaaaatt tatgtttctt ttcaaaagat tactcataat tatctcaaat tttttaccac
301    attttttaaat tgaaaaaaat tcaaaggcac aaacogacca tatatttcag cattttttct
                   HSE
361    cgggtcattc ttcttgttta ctatcaatat agtgtggtat ggttggtaga taattaatta
421    ggtccccttaa atatatggat agaggttcaa gctcttaaat actccctccg tttccatatg
481    taagcaacaa ttcactttt agattcattg aataactaat gtatttggtc tatatttac
541    tttggggaat tagtctctat ctccctgttg ggatagtttg ggtccacactt cttgtttact
601    tgtttttttac aggatttgat aaattgtacc aattaaatta aaagacttaaa ttggtcttcg
661    atgatgcaac ttaagaatca gagacacgta tatatgttta gaactgaaag gcgacatcga
721    catgttacc aggctatgat tcatttattt tgtaattttt gttaaatact ccttcatata
781    cgtatttagt tgatgaaaat tttcattact taatgtagac cataaatcgt ctgttcaatt
841    ccattactgc acgcataata tattagtcca atgactaatg agtattataa ttccaaatta
901    atatcaaacc gtaagtgctt ccctctacat tggttgatct gttcagtacg ttctgctagc
961    ttcctttcgct acagtaaaaa agaaacgtgt aattttctct actctcatat ctcattattt
                   TC-rich repeats
1021   tttttttttaa cgatttatta tttttttcttc ctttgtcgac aaaaaaatta gtttttactc
1081   cgaccaaaaa aaagaaaaca ttaaacatta attcaacagg gtccacttgt ataatacata
1141   atatctatcc atatattaag ttttttttag ttaaccaagg ttacactcta caagaagcat
1201   ggttatataa aggccaataa tatctcttcc aacttagcat caactctcaa caatctctca
                   circadian
1261   acacattcat ttcctttcata acaagtaaga ttcttttatct agcaatcaat ctagctagct
1321   agcgaaccca aaaaaaaaaa gatccacaac atggatttgc ttctgcaagc aaaaaccaca
1381   ctaccactat tgattatccc actgatttta ctgctgctaa ttcgttggttagc atcatcaaga
                   TATC-box
1441   atatccgaa gaagagcacc atatccacca ggaccaaaag gccttcccat aataggcaac
1501   atgaacatgA TGGACAAACT CACACACAGG GGCTTAGCAA ACTTATCAAA
```

图 2-35　*CkF5H* 基因启动子序列

**Fig. 2-35　The promoter sequence of *CkF5H***

# 第六节 C3H 的功能研究

## 一、柠条锦鸡儿*CkC3H*基因克隆

### 1. 中间片段的获得和 RACE 扩增

以柠条锦鸡儿 cDNA 为模板，利用简并引物 C3H1-1 和 C3H1-2 经 PCR 扩增得到 *C3H* 基因部分序列，克隆测序后得到 512 bp 的中间片段，如图 2-36A 所示。在此基础上进行 3'-RACE 和 5'-RACE 扩增，测序后分别得到 780 bp 和 824 bp 的片段，如图 2-36B 和 C 所示。利用 Vector NTI 10.0 将中间片段、3'-RACE 和 5'-RACE 扩增片段拼接得到基因的 cDNA 全长。

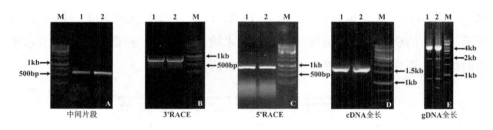

**图 2-36 柠条锦鸡儿*CkC3H*基因克隆电泳结果**

A：中间片段；B：3'-RACE；C：5'-RACE；D：cDNA 全长；E：gDNA 全长

**Fig. 2-36 The electrophoresis results of the PCR products of *CkC3H***

A：The core fragment；B：3'-RACE；C：5'-RACE；D：Full length cDNA；E：Full length gDNA

### 2. *CkC3H* 基因全长 cDNA、gDNA 扩增

设计特异性引物 F-C3H 和 R-C3H 扩增得到柠条锦鸡儿 *C3H* 基因的 cDNA 全长，测序后显示扩增获得序列在引物范围内与 RACE 拼接结果完全一致，说明 RACE 拼接得到的结果是正确的，如图 2-36D 所示。以柠条锦鸡儿基因组为模板扩增得到 *C3H* 基因 gDNA 序列，大小约 4 kb，如图 2-36E 所示。

## 二、*CkC3H* 基因序列分析

克隆得到的柠条锦鸡儿 *C3H* 基因 cDNA 全长 1 714 bp，gDNA 全长 4 235 bp。起始密码子 ATG，终止密码子 TAA。此外还有 35 bp 的 5'-调控区，149 bp 的 3'-非编码区，加尾信号 AAGAAA，有 polyA（11）尾。

分析 gDNA 全长和 cDNA 全长后发现该基因包括三个外显子，长度分别是 487 bp、398 bp、645 bp；两个内含子，长度分别是 2 218 bp、303 bp，如图 2-37 所示。两个内含子 5'-端和 3'-端碱基分别是 gt 和 ag，符合真核生物内含子的剪切规律。将该基因的 cDNA 序列用 ORF finder 工具分析发现具备完整的开放阅读框，长度为 1 530 bp，编码 509 个氨基酸的蛋白质。第 432 到第 441 个氨基酸是：FGAGRRVCPG，属于细胞色素 P450 家族的保守序列，如图 2-37 方框中所示。NCBI 数据库的 Blast 程序将推导的氨基酸序列比对分析，比对结果显示与拟南芥 C3H（CYP98A3）氨基酸序列相似度达到 82%。将该基因命名为 *CkC3H*，提交 GeneBank 数据库，登录号为 HQ829858。

## 三、*CkC3H* 基因编码蛋白生物信息学分析

### 1. 理化性质分析

对 *CkC3H* 基因编码蛋白进行预测发现，该蛋白等电点 7.67，分子量 57.61 kDa。不稳定系数 39.25，是稳定蛋白；总平均亲水性 -0.164，属亲水性蛋白。

### 2. 蛋白结构预测

用 GOR4 对蛋白的二级结构进行预测，结果如图 2-38 所示。该蛋白二级结构的构成比例是 α-螺旋占 40.47%、β-折叠占 17.88%、无规则卷曲占 41.65%，这三种结构均匀分布于蛋白中。图中最长的竖线代表 α-螺旋，次长的代表 β-折叠，短的代表无规则卷曲。

利用 SWISS-MODEL 对其三级结构进行预测，结果如图 2-39 所示。

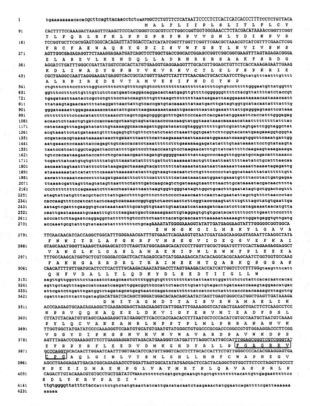

**图 2-37 *CkC3H* 基因全长及推导的氨基酸序列**

起始密码子 ATG 和终止密码子 TAA 加粗显示，大写字母代表编码框，

小写字母代表非编码区域，方框中是保守序列。

**Fig. 2-37 Full-length nucleotide and deduced amino acid sequences of *CkC3H***

The bold letters show ATG and TGA, the capital letters show the coding regions, the lowercase

letters show the non-coding regions, the sequence in box is conserved domain.

**图 2-38 CkC3H 二级结构预测**

**Fig. 2-38 The secondary structure of the deduced CkC3H by GOR IV**

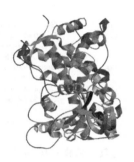

**图 2-39　CkC3H 三级结构预测**

**Fig. 2-39　Tertiary structure of the CkC3H**

## 四、CkC3H 系统进化分析

从 GeneBank 中检索已报道的其他植物 *C3H* 基因的氨基酸序列，包括大豆（*Glycine max*）、拟南芥（*Arabidopsis thaliana*）、菘蓝（*Isatis tinctoria*）、火炬松（*Pinus taeda*）、杉（*Cunninghamia lanceolata*）、辣椒（*Capsicum annuum*）、银杏（*Ginkgo biloba*）、黄芩（*Scutellaria baicalensis*）和芝麻（*Sesamum indicum*）。利用 Mega5 进行系统进化分析，如图 2-40 所示，括号中的号为 GeneBank 登录号。柠条锦鸡儿 CkC3H 与同属豆科的大豆 C3H 亲缘关系最近，氨基酸序列相似度达到 91%，此外与芝麻 C3H 相似度达 84%，与菘蓝 C3H 相似度达 79%，均处于进化树中相近的位置上。相反，CkC3H 与黄芩和芝麻 C3H 相似度最低，分别是 66% 和 67.6%，在进化树中处于较远的分支上。

## 五、*CkC3H* 基因互补拟南芥突变体

为了进一步分析 *CkC3H* 基因的生物学功能，将该基因互补入拟南芥 *C3H* 基因突变体 *ref8* 杂合体，对转基因植物的表型进行了观察。

1. 植物表达载体构建

将测序正确的 *CkC3H* 基因 cDNA 序列连入植物表达载体 pCHF3，酶切鉴定后表明目的片段成功连入了载体。将获得的重组质粒 *CkC3H* -pCHF3 通过电击

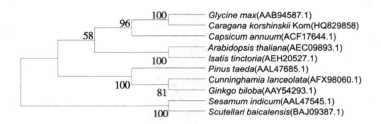

图 2-40　CkC3H 与其他植物 C3H 蛋白的系统进化分析

Fig. 2-40　Phylogenetic analysis of CkC3H and other known C3Hs

法转入到农杆菌 GV3101 感受态中，菌落 PCR 表明转化成功，如图 2-41 所示。

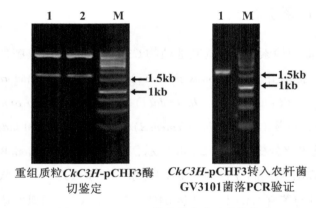

重组质粒*CkC3H*-pCHF3酶　　　　*CkC3H*-pCHF3转入农杆菌
切鉴定　　　　　　　　　　　　　GV3101菌落PCR验证

图 2-41　*CkC3H* 基因植物表达载体构建

Fig. 2-41　Vector construction of 35S∶∶*CkC3H*

2. 转基因植物筛选和鉴定

利用蘸花法将携带有重组质粒的农杆菌 GV3101 转染拟南芥 *C3H* 基因突变杂合体 *ref8/REF8*。通过 Kan 抗性筛选到转基因植物的 T2 代植株，并且利用 PCR 和酶切鉴定出其中背景为突变纯合体的植物，如图 2-42 所示。泳道 1 是野生型 *Eco*R V 酶切后电泳图，仅有 676 bp 一条带。泳道 2 是突变杂合体（*REF8/ref8*），因为一条染色体上的碱基突变产生了 *Eco*R V 酶切位点，被切为 427 bp 和 249 bp 的两个片段，而未突变的另一条染色体上的等位基因则没有被切开，仍保持 676 bp。泳道 3~7 是突变纯合体（*ref8/ref8*），两条染色体上的等位基因都产生了突变，酶切后只有两个条带。

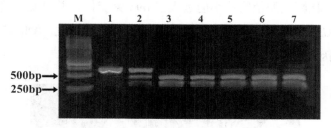

**图 2-42　*ref8* 突变纯合体的鉴定**

泳道 1：野生型；泳道 2：突变杂合体；泳道 3~7：突变纯合体

**Fig. 2-42　Identification of the *ref8* homozygote mutant**

Lane 1：Wide type；Lane 2：*REF8/ref8*；Lane 3~7：*ref8/ref8*

将筛选出的背景为 *ref8* 突变纯合体的转基因植物进行 RT-PCR 鉴定，表明 *CkC3H* 基因成功转入了拟南芥中，如图 2-43 所示，阳性对照和阴性对照分别是柠条锦鸡儿和拟南芥野生型 cDNA。能够扩增到目的条带的株系即是表达了 *CkC3H* 基因的转基因拟南芥。

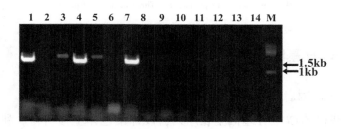

**图 2-43　转基因植物 RT-PCR 检测**

泳道 1：阳性对照；泳道 2：阴性对照；泳道 3-14：T2 代转基因植物

**Fig. 2-43　RT-PCR analysis of the transgenic lines**

Lane1：Positive control；Lane 2：Wide type；Lane 3-14：T2 transgenic plants

## 3. 转基因植物表型

筛选到的转基因植物恢复或部分恢复到了拟南芥野生型的表型，如图 2-44 所示。图 2-44A 是生长一个月的植物，可以看出，突变纯合体 *ref8* 植物矮小，叶片颜色较深，而转基因株系 26 大小处于野生型和突变体之间，叶片颜色较野生型深。图 2-44B 中是三个月大的植物，可以看出转基因株系部分恢复了野生型的表型，比野生型植物略小但远大于 ref8 突变体，并且是可育的。这些结果说明，*CkC3H* 基因至少部分恢复了 ref8 突变体的功能，意味着 *CkC3H* 和拟南芥 *C3H* 基因可能具有同样的生物学功能。

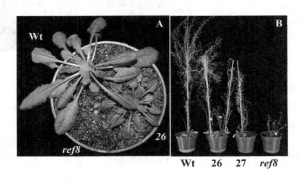

**图 2-44 *CkC3H* 互补拟南芥 *ref8* 突变体转基因植物表型**

A：一月龄植物；B：三月龄植物

**Fig. 2-44 The phenotype of the transgenic plants**

A：One month old plants；B：Three months old plants

## 六、*CkC3H* 基因启动子克隆及分析

### 1. *CkC3H* 基因启动子克隆

根据已获得的 *CkC3H* 基因全长序列，设计染色体步移引物。利用引物 Ck-DHN1-SP1、CkDHN1-SP2 和 CkDHN1-SP3 及四种 AP 引物分别进行三轮热不对称 PCR 扩增，只有 AP4 引物得到了特异性扩增，如图 2-45 所示。第三轮扩增后得到 600 bp 大小的特异条带，切胶回收扩增产物并克隆测序，得到 609 bp 的启动子序列。

### 2. *CkC3H* 启动子序列分析

利用植物启动子在线分析软件 PlantCARE 和 PLACE 对获得的启动子序列进行分析，发现该序列-90～-96 bp 存在 TATA-box，-123～-128 bp 和-358～

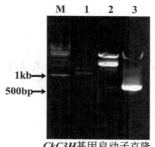

CkC3H基因启动子克隆

**图 2-45　CkC3H 基因启动子克隆**

泳道 1：第一轮 PCR；泳道 2：第二轮 PCR；泳道 3：第三轮 PCR

**Fig. 2-45　The electrophoresis results of the promoter of CkC3H**

Lane1：the first PCR products；Lane2：the second PCR products；Lane3：the third PCR products

-361 bp存在 CAAT-box，起始密码子 ATG 的 A 定义为+1 位。该序列中存在多个光响应元件，如 G-box、C-box、AE-box、SP1-box 和 TCT-motif；三个 MAJA 响应元件，包括二个 TGACG-motif，一个 CGTCA-motif；一个生长素响应元件 TGA-box，如图 2-46 所示。

```
-609   tagtggagaa acataggcca tggagtcaaa gattcaaata gaggacctaa cagaactcgc
             AE-box
-549   cgtaaagact ggcgaacagt tcatacagag tctcttacga ctcaatgaca agaagaaat
                                        TCT-motif   CAAT-box
-489   cttcgtcaac atggtggagc acgacacact tgtctactcc aaaaatatca aagatacagt
       CGTCA-motif      G-box
-429   ctcagaagac caaagggcaa ttgagacttt tcaacaaagg gtaatatccg gaaacctcct
-369   cggattccat tgcccagcta tctgtcactt tattgtgaag atagtggaaa aggaaggtgg
-309   ctcctacaaa tgccatcatt gcgataaagg aaaggccatc gttgaagatg cctctgccga
-249   cagtggtccc aaagatggac ccccacccac gaggagcatc gtggaaaaag aagacgttcc
                                      SP1-box
-189   aaccacgtct tcaaagcaag tggattgatg tgatatctcc actgacgtaa gggatgacgc
       G-box                                        TGACG-motif  TGACG-motif
                                                                 TGA-box
-129   acaatcccac tatccttcgc aagacccttc ctctatataa ggaagttcat ttcatttgga
       CAAT-box                        TATA-box
-69    gagaacacgg gggacgagct cggtacccgg ggatcctcta gagatttccg cttcagttac
-9     aacctctcaA TGGCTCTGTT TCTCATAATT TCCCTCTCAC TCATCACCCT T
          -1          引物C3H-SP1: AA AGGGAGAGTGAGTAGTGGGA A
```

**图 2-46　CkC3H 基因启动子序列分析**

**Fig. 2-46　The promoter sequence of CkC3H**

另外，在-559~-565 bp 处存在一个 AC-III 元件（ACCTAAC），与拟南芥 C3H 基因一样，存在着 MYB 转录因子结合位点。

# 第三章　类黄酮代谢途径相关酶功能研究

## 第一节　实验材料与方法

### 一、实验材料

1. 植物材料

中间锦鸡儿种子采自内蒙古自治区呼和浩特市和林格尔县和乌兰察布市凉城县。

野生型拟南芥：Columbia 生态型（Col-0）由内蒙古自治区植物逆境生理与分子生物学重点实验室保存。

拟南芥突变体 *tt4*（SALK_ 020583C）：由东北师范大学遗传与细胞研究所高翔老师惠赠。

2. 菌种和质粒

（1）菌种。

大肠杆菌：DH5α（内蒙古自治区植物逆境生理与分子生物学重点实验室保存）。

根癌农杆菌：GV3101（内蒙古自治区植物逆境生理与分子生物学重点实验室保存）。

（2）质粒。

T 载体：pMD19-T Vector，购自 TaKaRa 公司。

克隆载体：*pEASY*®-Blunt Simple Cloning Vector，*pEASY*®-Blunt Cloning Vector 和*pEASY*®-T1 Simple Cloning Vector 等均购自 TransGen 公司。

表达载体：pCanG-*HA*、pCambia1302，由内蒙古自治区植物逆境生理与分子生物学重点实验室保存。

3. 试剂

（1）实验用酶及试剂。

RNase Inhibitor（TaKaRa，2313A）；

r*Taq* DNA 聚合酶（TaKaRa，RR001A）；

dNTPs（TaKaRa，4030）；

SYBR*PremixEx Taq*（TaKaRa，RR420A）；

高保真酶 PrimeSTAR® HS DNA Polymerase（TaKaRa，DR010A）；

LA*Taq* DNA 聚合酶（TaKaRa，RR02MA）；

In-Fusion® Enzyme（Clontech 公司，PT4065）；

DNA Marker：DL2000 和 DL5000 DNA Marker（TaKaRa）；

T4 DNA Ligase（Thermo，EL0014）；

限制性内切酶（Thermo 公司）；

DNase Ⅰ（RNase free）（Ambion，AM2222）；

Oligo（dT）18 Primer（TaKaRa，3806）；

反转录酶（RNase-）（TaKaRa，2641A）；

NaCl、蔗糖、MS 盐类、DEPC：购自 Sigma 公司；

色谱纯甲醇、乙腈、乙醇：购自 Merck、Thermo 公司；

标准品（色谱纯）：购自 BioBioPha、Sigma-Aldrich、上海源叶生物科技有限公司、贵州迪大生物科技有限责任公司；

苯酚、氯仿、无水乙醇、冰醋酸、异丙醇：购自 Sigma、生工生物工程有限公司、天津永大化学试剂厂；

分析纯试剂：Tris、EDTA、SDS、DPPH（1，1-二苯基-2-硝基苦肼）及其他生化试剂。

（2）实验用抗生素。基因功能研究中，转基因细菌和植物使用抗生素抗性进行筛选，实验中使用的抗生素种类及其工作浓度见表3-1。

表3-1 抗生素及其工作浓度

Table 3-1 Antibiotics and the working concentration

| 抗生素 | 用途 | 工作浓度（μg/mL） | 厂家 |
|---|---|---|---|
| 氨苄青霉素 | 细菌筛选 | 50 | Coolaber |
| 卡那霉素 | 细菌筛选 | 50 | Coolaber |
| 卡那霉素 | 植物筛选 | 25 | Coolaber |
| 庆大霉素 | 细菌筛选 | 25 | Coolaber |
| 潮霉素 | 植物筛选 | 15 | Coolaber |

（3）实验用试剂盒。

SMARTer® RACE 5'/3' cDNA Amplification Kit（Clontech 公司，634923）；

3'-Full RACE Core Set（TaKaRa 公司，D315）；

In-Fusion® Advantage PCR Cloning Kit（Clontech 公司，PT4065）；

pMD19-T Vector Cloning Kit（TaKaRa 公司，D104A）；

*pEASY*®-Blunt Cloning Kit（TransGen 公司，CB101）；

*pEASY*®-Blunt Simple Cloning Kit（TransGen 公司，CB111）；

*pEASY*®-T1 Simple Cloning Kit（TransGen 公司，CT111）；

质粒小提试剂盒（Tiangen 公司，DP103）；

琼脂糖凝胶回收试剂盒（Tiangen 公司，DP209）；

丙二醛检测试剂盒（南京建成生物工程研究所，A003-1）。

（4）实验用培养基和试剂的配制。

①MS 培养基的配制。培养基母液配方参考李胜等（2007）。培养基具体配制方法如下（配制 1 L 培养基的母液使用量）。配制 1/2 MS 培养基时，下列母液用量均减半，配制方法不变。

大量元素（20×）　　　　　　　　50 mL

微量元素（1000×）　　　　　　　1 mL

| 铁盐（200×） | 5 mL |
| 有机元素（100×） | 5 mL |
| $CaCl_2$（20×） | 50 mL |
| 蔗糖（3%） | 60 g |

量取所有试剂后，用去离子水定容至 1 L，混合均匀后用 KOH 或 HCl 调节 pH 值至 5.8。装瓶后，封好口，121 ℃灭菌 20 min。如配制固体培养基，还需向其中加入 0.7% 的琼脂粉，即 1 L 培养基中加 7 g。

②LB 培养基的配制（配制 1L 培养基的试剂用量）。

| 胰蛋白胨 | 10 g |
| 酵母提取物 | 5 g |
| NaCl | 10 g |

称取所有试剂后，用去离子水定容至 1 L，混合均匀后用 NaOH 或 HCl 调节 pH 值至 7.0。装瓶后，封好口，121 ℃灭菌 20 min。如配制固体培养基，还需向其中加入 1.5% 的琼脂粉，即 1 L 培养基中加 15 g。

③1/2 MS 培养基的配制（浸花法转化拟南芥时使用）（配制 1 L 培养基的母液使用量）。

| 大量元素（20×） | 25 mL |
| 微量元素（1000×） | 0.5 mL |
| 铁盐（200×） | 2.5 mL |
| 有机元素（100×） | 2.5 mL |
| $CaCl_2$（20×） | 25 mL |
| 蔗糖（5%） | 50 g |
| MES（0.05%） | 0.5 g |
| Silwet-77（0.02%） | 200 μL |

量取所有试剂后，用去离子水定容至 1 L，混合均匀后用 KOH 调节 pH 值至 5.7，备用。

④DEPC 水的配制。准确称取 0.1%（v/v）的 DEPC（小心操作！）加入

去离子水中，常温下用磁力搅拌器搅拌过夜（10 h 以上），使 DEPC 完全溶解，121 ℃ 灭菌 20 min。

⑤Trizol 的配制（配制 100 mL 的试剂用量）。

| | |
|---|---|
| 硫氰酸铵 | 3.05 g |
| 异硫氰酸胍 | 9.45 g |
| NaAc（3M，pH=5.2） | 3.34 mL |
| 水平衡酚 | 38 mL |
| 甘油 | 5 mL |
| DEPC 水 | 定容到 100 mL |

混合均匀后，静置过夜，之后于 4 ℃ 避光保存，备用。

4. 实验用仪器

研磨仪（Retsch 公司，仪器型号：MM400）；

数控超声波清洗器（昆山市超声仪器有限公司，仪器型号：KQ5200DE）；

循环水真空泵（上海汉诺仪器有限责任公司，仪器型号：SHD-Ⅲ）；

常温离心机（Eppendorf 公司，仪器型号：5804）；

高效液相色谱仪（SHIMADZU 公司，仪器型号：SPD-20A）；

PCR 仪（Eppendorf 公司，仪器型号：5331；德国 Biometra，仪器型号：T-Gradient）；

电转化仪（Eppendorf 公司，仪器型号：Electroporator 2510）；

实验室水纯化系统（PALL 公司，仪器型号：Cascada Ⅲ.1 10）；

凝胶成像仪（SYNGENE 公司，仪器型号：Bio Imaging System）；

紫外-可见核酸分析仪（Beckman Coulter 公司，仪器型号：DU 800）；

实时荧光定量 PCR 仪（Roche 公司，仪器型号：LightCycler 480）；

超微量紫外分光核酸分析仪（Quawell 公司，仪器型号：Q5000）。

5. PCR 引物合成及测序

基因功能研究中，所有实验用 PCR 引物的合成及产物的测序均由上海生工生物公司完成。

## 二、实验方法

### 1. 中间锦鸡儿和拟南芥的种植及培养方法

拟南芥的种植和培养：将干净无杂的拟南芥种子经 75% 和 100% 乙醇分别灭菌后，用微量取液器尽量将乙醇吸走。在通风橱中无菌条件下将种子风干之后均匀播撒于事先配制好的 1/2 MS 培养基平板中，封口后置于 4 ℃ 冰箱中春化处理 3 d。将春化处理完的平板取出，置于正常培养条件的植物培养室中进行培养。植物培养室的条件为：温度 22 ℃，16 h 光照/8 h 黑暗。生长约 10 d，一般长出两片真叶时，将长势一致的小苗移至装有混合营养土的小钵中继续培养（蛭石∶营养土，3∶1，v/v）。

中间锦鸡儿的种植和培养：挑选无杂、无霉、无虫蛀、籽粒完整、均匀一致的中间锦鸡儿种子，直接播种于已充分吸水的混合营养土（蛭石∶营养土，2∶1，v/v）小钵中，每钵种 5 颗种子。播种完毕后，置于正常培养条件（22 ℃，16 h 光照/8 h 黑暗）的植物培养室中进行培养。一般将正常条件下生长一个月左右的中间锦鸡儿小苗用来进行后续实验。

### 2. 中间锦鸡儿的处理方法

选取植物培养室中生长一个月左右，长势良好、苗情一致的中间锦鸡儿幼苗进行各种胁迫处理，检测目的基因在不同胁迫处理下的变化情况，并分析其变化规律。胁迫处理后，在相应时间点取幼苗的地上部分作为样品，胁迫处理的每个样品均为 5 株中间锦鸡儿幼苗的混合样品。样品经液氮速冻后，置于 −80 ℃ 冰箱中保存，用于 RNA 提取实验。不同胁迫处理的实验方法如下。

（1）干旱胁迫处理。中间锦鸡儿幼苗生长到 25~30 d（具体视其生长情况决定）需要浇水时，使其充分吸水，之后倒掉多余水分，24 h 后第一次取样作为对照 0 h 的样品。样品经液氮速冻后，置于 −80 ℃ 冰箱中保存，用于 RNA 提取实验。之后一直不浇水，每隔 2 d 取一次样，一直干旱到取完第 12 天的样品后进行复水，复水 24 h 后第一次取样作为复水后对照 0 h，之后按复水 1 d、2 d 取样。

（2）NaCl 胁迫处理。中间锦鸡儿幼苗生长到 25～30 d 需要浇水时，用浓度为 200 mM 的 NaCl 溶液浇灌，使其充分吸收，之后倒掉多余 NaCl 溶液，倒掉溶液后第一次取样作为对照 0 h。样品经液氮速冻后，置于-80 ℃冰箱中保存，用于 RNA 提取实验。

（3）紫外胁迫处理。中间锦鸡儿幼苗生长到 25～30 d 时，将幼苗放到超净台中打开紫外灯管（紫外光强度为 310 lx）照射处理，紫外灯照射距离为 25 cm。样品经液氮速冻后，置于-80℃冰箱中保存，用于 RNA 提取实验。

（4）ABA 胁迫处理。中间锦鸡儿幼苗生长到 25～30 d 时，将幼苗小心拔出，清水冲洗掉幼苗上的蛭石（尽量避免损伤幼苗），将幼苗的根部放入提前配制好的 200 μM ABA 溶液中，确定时间取样，每个时间点取 3 株幼苗。样品经液氮速冻后，置于-80 ℃冰箱中保存，用于 RNA 提取实验。

3. 中间锦鸡儿和拟南芥 RNA 的提取及 cDNA 的合成

（1）中间锦鸡儿和拟南芥 RNA 的提取。步骤同第二章锦鸡儿和拟南芥 RNA 的提取，稍作调整。

（2）中间锦鸡儿和拟南芥 RNA 样品中 DNA 的去除。步骤同第二章锦鸡儿和拟南芥 RNA 样品中 DNA 的去除，稍作调整。

（3）cDNA 第一链的合成（RNA 反转录）。步骤同第二章锦鸡儿和拟南芥 cDNA 第一链的合成（RNA 反转录）。

4. 实时荧光定量 PCR（Quantitative real-time PCR，qRT-PCR）

以反转录得到的单链 cDNA 稀释样品为模板，对目的基因的转录表达水平进行检测，根据 SYBR®*PremixEx* Ta™试剂盒说明书的方法进行具体操作，PCR 反应体系、扩增程序及实验说明如下。

（1）PCR 反应体系（20 μL）。

| | |
|---|---|
| SYBR*PremixEx Taq* | 10 μL |
| cDNA 模板 | 5 μL |
| Primer F（10 μM） | 0.4 μL |
| Primer R（10 μM） | 0.4 μL |

| DEPC 水 | 4.2 μL |
| --- | --- |

（2）PCR 扩增程序。

| 95 ℃ | 1 min | |
| --- | --- | --- |
| 95 ℃ | 5 s | |
| 60 ℃ | 30 s | |
| 72 ℃ | 15 s | 延伸结束时采集信号 |
| 95 ℃ | 10 s | |
| 70 ℃ | 1 min | |
| 95 ℃ | — | 持续采集信号 |
| 40 ℃ | 30 s | |

右侧大括号标注：40 个循环（对应 95℃ 5s、60℃ 30s、72℃ 15s、95℃ 10s 四步）

qRT-PCR 反应所用引物见附表 2，中间锦鸡儿以 *CkEF1α*（KC679842）作为内参基因，拟南芥以 *AtEF1α*（AT5G60390）作为内参基因。qRT-PCR 结果以 $2^{-\Delta CT}$ 或 $2^{-\Delta\Delta CT}$ 法进行分析和计算，实验中每个样品做三次技术重复。

5. 中间锦鸡儿 *CiCHS* 基因、*CiRS* 基因、*CiCHI* 基因、*CiCHIL* 基因和 *CiF3H* 基因的克隆

（1）中间锦鸡儿 *CiCHS* 基因的克隆。

①简并引物法扩增 *CiCHS* 基因的保守序列。根据 NCBI 登录的大豆（*Glycine max*）、苜蓿（*Medicago truncatula*）、拟南芥（*Arabidopsis thaliana*）等 *CHS* 基因的保守序列设计简并引物：CHS-D-5' 和 CHS-D-3'（引物序列见附表 2）。以中间锦鸡儿的 cDNA 为模板，经 PCR 扩增后得到 *CiCHS* 基因的保守区域。

②RACE 法扩增 *CiCHS* 基因 3'-端序列。利用简并引物法扩增得到的 *CiCHS* 基因保守区域，按照 Clontech 公司 SMARTer® RACE 5'/3'cDNA Amplification Kit 试剂盒说明书提供的要求设计引物：CHS-3'-R（引物序列见附表 2）。根据 Clontech 公司 3'-RACE 试剂盒提供的通用引物及具体操作步骤进行 PCR，扩增 *CiCHS* 基因 3'-末端序列。

③RACE 法扩增 *CiCHS* 基因 5'-端序列。按照 Clontech 公司 SMARTer®

RACE 5'/3' cDNA Amplification Kit 试剂盒说明书提供的要求设计引物：CHS-5'-R（引物序列见附表2）。根据 Clontech 公司 5'-RACE 试剂盒提供的通用引物及说明书的具体操作步骤进行 PCR，扩增 *CiCHS* 基因 5'-末端序列。

④*CiCHS* 基因编码区的克隆。将 *CiCHS* 基因 5'-和 3'-RACE 的测序结果用软件 Vector NTI10 拼接获得其 cDNA 全长序列，经分析确定其完整的开放阅读编码框（ORF）序列。根据确定的 *CiCHS* 基因 ORF 序列，设计特异性克隆引物：CiCHS-F 和 CiCHS-R（引物序列见附表2）。以中间锦鸡儿 cDNA 为模板，利用高保真酶 PrimeSTAR® HS DNA Polymerase 进行 *CiCHS* 基因 ORF 序列的扩增，反应体系及扩增程序如下。

a. *CiCHS* 基因 PCR 反应体系（50 μL）。

| | |
|---|---|
| 5×PrimeSTAR® Buffer | 10 μL |
| dNTPs（each 2.5 mM） | 4 μL |
| Primer F（2 μM） | 5 μL |
| Primer R（2 μM） | 5 μL |
| 模板 cDNA | 2 μL |
| PrimeSTAR® HS DNA Polymerase | 0.5 μL |
| dd H$_2$O | 23.5 μL |

b. *CiCHS* 基因扩增程序。

| | | |
|---|---|---|
| 98 ℃ | 1 min | |
| 98 ℃ | 10 s | |
| 62 ℃ | 15 s | }30 个循环 |
| 72 ℃ | 70 s | |
| 72 ℃ | 5 min | |
| 16 ℃ | Hold | |

（2）中间锦鸡儿 *CiRS* 基因的克隆。

①RACE 法扩增 *CiRS* 基因 3'-端序列。从中国林业科学研究院齐力旺研究员惠赠的柠条锦鸡儿转录组数据库中筛选获得柠条锦鸡儿 *RS* 基因的 CDS 序列，

按照 TaKaRa 公司 3'-Full RACE Core Set 试剂盒说明书提供的要求设计 Outer 和 Inner 引物：RS-3'-R-Ou 和 RS-3'-R-In（引物序列见附表 2）。前期研究发现柠条锦鸡儿和中间锦鸡儿基因的相似度非常高，因此，利用同源克隆技术，以中间锦鸡儿 cDNA 为模板，根据 TaKaRa 公司 3'-RACE 试剂盒提供的 Outer 及 Inner 通用引物及说明书的具体操作步骤进行巢式 PCR，扩增 *CiRS* 基因的 3'-末端序列。

②*CiRS* 基因编码区的克隆。将 *CiRS* 基因 3'-RACE 的测序结果用软件 Vector NTI10 拼接获得其 cDNA 全长序列，经分析确定其完整的开放阅读编码框（ORF）序列。根据确定的 *CiRS* 基因 ORF 序列，设计特异性克隆引物：CiRS-F 和 CiRS-R（引物序列见附表 2）。以中间锦鸡儿 cDNA 为模板，利用高保真酶（PrimeSTAR® HS DNA Polymerase）进行 *CiRS* 基因 ORF 序列的扩增，PCR 反应体系及扩增程序如下。

a. *CiRS* 基因 PCR 反应体系（50 μL）。

| | |
|---|---|
| 5×PrimeSTAR® Buffer | 10 μL |
| dNTPs（each 2.5 mM） | 4 μL |
| Primer F（2 μM） | 5 μL |
| Primer R（2 μM） | 5 μL |
| 模板 cDNA | 2 μL |
| PrimeSTAR® HS DNA Polymerase | 0.5 μL |
| dd H$_2$O | 23.5 μL |

b. *CiRS* 基因扩增程序。

| | | |
|---|---|---|
| 98 ℃ | 1 min | |
| 98 ℃ | 10 s | |
| 60 ℃ | 10 s | 30 个循环 |
| 72 ℃ | 70 s | |
| 72 ℃ | 5 min | |
| 16 ℃ | Hold | |

（3）中间锦鸡儿 *CiCHI* 基因的克隆。

①*CiCHI* 保守片段的获得。根据已知豆科植物的 *CHI* 基因的保守片段序列，设计简并引物，以中间锦鸡儿 cDNA 为模板进行 PCR 扩增。

a. *CiCHI* 基因 PCR 反应体系（50 μL）。

| | |
|---|---|
| 中间锦鸡儿基因组 cDNA | 2.5 μL |
| dNTP Mixture（2.5 mM for each） | 4 μL |
| 引物 CiCHI-D-5'（10 μM） | 5 μL |
| 引物 CiCHI-D-3'（10 μM） | 5 μL |
| 5×Primer STAR™ Buffer（Mg²⁺ plus） | 10 μL |
| Primer STAR™ HS DNA Ploymerase | 0.5 μL |
| dd $H_2O$ | up to 50 μL |

b. *CiCHI* 基因扩增程序。

| | |
|---|---|
| 98 ℃ | 1 min |
| 98 ℃ | 10 s |
| 54 ℃ | 15 s |
| 72 ℃ | 1 min |
| 72 ℃ | 10 min |

（54 ℃ 15 s、72 ℃ 1 min、98 ℃ 10 s）30 个循环

将 PCR 产物进行 1% 琼脂糖凝胶电泳检测，回收目的片段，连接 pMD®19-T Vector 并转化大肠杆菌 DH5α，筛选阳性克隆，菌落 PCR，酶切验证后测序。

②cDNA 末端快速扩增（RACE）。

a. RACE 法扩增 *CiCHI* 基因 5'-端序列。根据保守片段序列按照试剂盒要求设计 5'-RACE 引物：CiCHI-R-5'，见附表 2。具体步骤参照 Clontech RACE 试剂盒。

b. RACE 法扩增 *CiCHI* 基因 3'-端序列。根据保守片段序列按照试剂盒要求设计 3'-RACE 引物：CiCHI-R-3'，见附表 2。具体步骤参照 Clontech RACE 试剂盒。

③*CiCHI* 基因编码区的克隆。将 *CiCHI* 基因的中间片段，RACE 产物序列

用 Vector NTI 软件进行拼接，得到 cDNA 全长，设计特异性引物 CiCHI-F-5' 和
CiCHI-F-3'，见附表 2。以中间锦鸡儿的 cDNA 为模板进行扩增。

a. *CiCHI* 基因 PCR 反应体系（50 μL）。

| | |
|---|---|
| 中间锦鸡儿基因组 cDNA | 2.5 μL |
| dNTP Mixture（2.5 mM for each） | 4 μL |
| 引物 CiCHI-F-5'（2.5 μM） | 5 μL |
| 引物 CiCHI-F-3'（2.5 μM） | 5 μL |
| 5×Primer STAR™ Buffer（$Mg^{2+}$ plus） | 10 μL |
| Primer STAR™ HS DNA Ploymerase | 0.5 μL |
| dd $H_2O$ | up to 50 μL |

b. *CiCHI* 基因扩增程序。

| | |
|---|---|
| 98 ℃ | 1 min |
| 98 ℃ | 10 s |
| 56 ℃ | 15 s |
| 72 ℃ | 90 s |
| 72 ℃ | 10 min |

98 ℃ 10 s、56 ℃ 15 s、72 ℃ 90 s 为 30 个循环。

用 1% 琼脂糖凝胶电泳检测 PCR 产物，对目的片段进行凝胶回收，连接
pEASY-Blunt Cloning Vector 并转化大肠杆菌 DH5α 感受态，筛选阳性克隆，经
菌落 PCR，酶切验证后将鉴定出的阳性克隆测序。

（4）中间锦鸡儿 *CiCHIL* 基因的克隆。

①cDNA 末端快速扩增（RACE）。*CiCHIL* 的 EST 片段从 SSH 文库中筛选获
得。具体方法见 TaKaRa 的 3'-Full RACE Core Set 说明书。根据已知基因片段
设计 3'-端 Inner 和 Outer 引物，见附表 2。利用试剂盒提供的引物和设计的 In-
ner、Outer 引物进行巢式 PCR 反应。

②*CiCHIL* 基因编码区的克隆。将 *CiCHIL* 基因的中间片段与 RACE 产物序
列用 Vector NTI 软件进行拼接，得到 cDNA 全长，设计特异性引物，以中间锦
鸡儿 cDNA 为模板进行扩增。

a. *CiCHIL* 基因 PCR 反应体系（50 μL）。

| | |
|---|---|
| 中间锦鸡儿基因组 cDNA | 2.5 μL |
| dNTP Mixture（2.5 mM for each） | 4 μL |
| 引物 CiCHIL 正（10 μM） | 5 μL |
| 引物 CiCHIL 反（10 μM） | 5 μL |
| 5×Primer STAR™ Buffer（Mg$^{2+}$ plus） | 10 μL |
| Primer STAR™ HS DNA Ploymerase | 0.5 μL |
| dd H$_2$O | up to 50 μL |

b. *CiCHIL* 基因扩增程序。

98 ℃    1 min

98 ℃    10 s   ⎫
57 ℃    15 s   ⎬ 30 个循环
72 ℃    1 min  ⎭

72 ℃    10 min

PCR 产物连接克隆载体 pEASY-Blunt Simple，筛选阳性克隆测序。

③*CiCHIL* 基因启动子的克隆及分析。使用 Genome Walking Kit 试剂盒进行 *CiCHIL* 基因启动子克隆，共进行两步启动子克隆。第一步在基因编码区上设计 1st-SP1、1st-SP2 和 1st-SP3 引物，与试剂盒中的 AP1、AP2、AP3 和 AP4 进行 3 轮半巢式 PCR。第二步是在第一步得到的启动子上设计 2nd-SP1、2nd-SP2、2nd-SP3，与试剂盒中的 AP1、AP2、AP3 和 AP4 进行 3 轮半巢式 PCR。挑选清晰的 PCR 条带进行回收，与 pMD19 质粒连接测序。测序结果拼接无误后，在扩增得到的启动子和 gDNA 上设计引物进行验证。

启动子分析网址：http://www.dna.affrc.go.jp/PLACE/signalup.html。

（5）中间锦鸡儿 *CiF3H* 基因的克隆。

①cDNA 末端快速扩增（RACE）。

a. RACE 法扩增 *CiF3H* 基因 5'-端序列。根据转录组数据库中获得的 *CiF3H* 中间片段，按照试剂盒要求设计 5'-RACE 引物：CiF3H-R-5'，见附表 2。具体步骤参照 Clontech RACE 试剂盒。

b. RACE 法扩增 *CiF3H* 基因 3'-端序列。根据转录组数据库中获得的 *CiF3H* 中间片段，按照试剂盒要求设计 3'-RACE 引物：CiF3H-R-3'，见附表2。具体步骤参照 Clontech RACE 试剂盒。

② *CiF3H* 基因编码区的克隆。将 *CiF3H* 基因的中间片段，RACE 产物的序列用 Vector NTI 软件进行拼接，得到 cDNA 全长，设计特异性引物 CiF3H-F-5' 和 CiF3H-F-3'，见附表2。以中间锦鸡儿的 cDNA 为模板进行扩增。

a. *CiF3H* 基因 PCR 反应体系（50 μL）。

| | |
|---|---|
| 中间锦鸡儿基因组 cDNA | 2.5 μL |
| dNTP Mixture（2.5 mM for each） | 4 μL |
| 引物 CiF3H-F-5'（2.5 μM） | 5 μL |
| 引物 CiF3H-F-3'（2.5 μM） | 5 μL |
| 5×Primer STAR™ Buffer（Mg²⁺ plus） | 10 μL |
| Primer STAR™ HS DNA Ploymerase | 0.5 μL |
| dd H₂O | up to 50 μL |

b. *CiF3H* 基因扩增程序。

| | | |
|---|---|---|
| 98 ℃ | 1 min | |
| 98 ℃ | 10 s | |
| 59 ℃ | 15 s | 30 个循环 |
| 72 ℃ | 90 s | |
| 72 ℃ | 10 min | |

用 1% 琼脂糖凝胶电泳检测 PCR 产物，连接克隆载体 pEASY-Blunt，筛选阳性克隆测序。

6. 质粒提取与 PCR 产物胶回收

质粒提取采用 Tiangen 公司的质粒小量提取试剂盒。质粒提取时需要吸取 1.5 mL 菌液，然后根据试剂盒说明书的具体操作步骤进行，提取步骤最后用 50 μL 的 Elution Buffer 进行质粒洗脱。

PCR 产物胶回收采用 Tiangen 公司的琼脂糖凝胶回收试剂盒。PCR 产物胶回收根据试剂盒说明书的具体操作步骤进行，胶回收步骤最后用 30 μL 的 Elution Buffer 进行 PCR 产物洗脱。

7. 目的基因与克隆载体及表达载体的连接

（1）目的基因与克隆载体 pMD19-T 的连接。

①反应体系（10 μL）。

| | |
|---|---|
| 目的片段（PCR 产物） | 4 μL（50 ng/kb） |
| pMD19-T Vector | 1 μL |
| Solution I | 5 μL |
| dd H$_2$O | 补到 10 μL |

②按反应体系混合好后，将反应混合物置于设为 16℃ 的 PCR 仪中进行连接，反应时间为 30 min。

（2）目的基因与克隆载体 *pEASY*®-Blunt Simple 的连接。

①反应体系（5 μL）。

| | |
|---|---|
| 目的片段（PCR 产物） | 0.5~4 μL（20 ng/kb） |
| *pEASY*-Blunt Simple Cloning Vector | 1 μL |
| dd H$_2$O | 补到 5 μL |

②按反应体系混合好后，将反应混合物置于设为特定温度的 PCR 仪中进行连接，反应时间为 12 min。

（3）目的基因与克隆载体 *pEASY*®-T1 Simple 的连接。

①反应体系（5 μL）。

| | |
|---|---|
| 目的片段（PCR 产物） | 3 μL |
| *pEASY* - T1 Simple Cloning Vector | 1 μL |
| dd H$_2$O | 补到 5 μL |

②按反应体系混合好后，将反应混合物置于设为 25℃ 的 PCR 仪中进行连接，反应时间为 8 min。

（4）目的基因与表达克隆载体 pCanG-*HA* 的连接。

①用 T$_4$ DNA Ligase 连接。

a. 反应体系（20 μL）。

| | |
|---|---|
| 双酶切后的目的片段（凝胶回收产物） | 2 μL |
| 双酶切后的表达克隆载体 | 2 μL |
| T$_4$ DNA Ligase | 1 μL |
| T$_4$ DNA Ligase buffer | 2 μL |
| dd H$_2$O | 补到 20 μL |

b. 按反应体系混合好后，将反应混合物置于设为 22 ℃ 的 PCR 仪中进行连接，反应时间为 1 h。

②用 In-Fusion 酶连接。

a. 反应体系（10 μL）。

| | |
|---|---|
| 5×In-Fusion Reaction Buffer | 2 μL |
| 目的片段（凝胶回收产物） | 2 μL |
| 酶切（Sal I）后的表达克隆载体 pCanG-HA | 2 μL |
| In-Fusion 酶 | 1 μL |
| dd H$_2$O | 补到 10 μL |

b. 按反应体系混合好后，将反应混合物置于设为 37 ℃ 的 PCR 仪中进行连接，反应时间为 15 min，之后将 PCR 仪设为 50 ℃ 继续反应 15 min。

8. 大肠杆菌（DH5α）感受态细胞的制备和连接产物的转化

（1）大肠杆菌（DH5α）感受态细胞的制备。

①提前准备无抗性 LB 平板。超净台中用接种环挑取少量 -80 ℃ 保存的大肠杆菌（DH5α）菌种，在无抗性 LB 平板上划线培养单克隆菌落进行菌种活化，37 ℃ 培养过夜（需 10~14 h）。

②待平板上的单克隆菌落长好后，挑取其中的一个单克隆菌落至装有 2 mL 新鲜液体 LB 培养基的 15 mL 离心管中，在 37 ℃，200 r/min 的条件下振荡培养过夜（需 10~14 h）。

③振荡培养结束后，取 1 mL 菌液加入装有 100 mL 新鲜液体 LB 培养基的锥形瓶中，在 37℃，200 r/min 的条件下振荡培养 2~3 h，至 $OD_{600}$ 为 0.3~0.5 之间（此时细菌处于对数生长期）。

④将培养好的菌液按每管 30 mL 的量转移到预冷的 50 mL 无菌离心管中，冰浴 10 min。

⑤冰浴结束后，在 4 ℃，3 500 r/min 的条件下离心 10 min。离心结束后，弃去上清液，回收菌体，尽可能将上清液倒干净。

⑥向菌体中加入预冷的 1/10 体积（即 5 mL）的终浓度为 20 mmol 的 $CaCl_2$ 和 80 mmol 的 $MgCl_2$ 的混合溶液，小心操作并确保菌体悬浮。此过程应在冰上操作，菌体悬浮后将其置于冰上静置 10 min。

⑦静置结束后，在 4 ℃，3 500 r/min 的条件下离心 10 min。离心结束后，弃去上清液，回收菌体，尽可能将上清液倒干净。

⑧向菌体中加入预冷的 1/50 体积（即 1 mL）的终浓度为 0.1 mol 的 $CaCl_2$ 和 15% 甘油的混合溶液，小心操作并确保菌体悬浮。此过程应在冰上操作，菌体悬浮后将其按 100 μL/管分装于 1.5 mL 无菌离心管中，使用液氮进行速冻，之后置于 -80 ℃ 冰箱中保存备用。

（2）连接产物的转化。

①用前几分钟将制备好的大肠杆菌（DH5α）感受态细胞从 -80 ℃ 冰箱中取出，置于冰上放置一定时间使其自然融化，不可弹化。

②将连接产物 10 μL/5 μL 加入到 100 μL/50 μL 融化了的感受态细胞中，轻弹至混匀，冰浴 30 min。在感受态细胞冰浴的同时，将 16 μL 50 mg/mL 的 IPTG 和 40 μL 20 mg/mL 的 X-gal 均匀涂于含有 50 μg/mL 氨苄青霉素抗性的固体 LB 平板上。将平板正放于 37 ℃ 的培养箱中培养 30 min 以上。

③冰浴后，将感受态细胞置于 42 ℃ 水浴锅中热激 60 s，立即取出冰上静置 2 min。

④加入 500 μL 液体 LB 培养基，混合均匀。37 ℃，160 r/min 振荡培养 60 min，使细菌复苏。

⑤以 4 000 r/min 的条件常温离心 2 min，弃去部分上清液，留下 100 μL 左右上清液，用微量取液器吸打均匀后，均匀涂于上述带有氨苄抗性的 LB 平板上。

⑥置于 37 ℃培养箱中倒置培养 12~16 h。连接产物的转化结果可通过菌落 PCR 进行验证。

9. 菌落 PCR 检测

挑取转化感受态细胞后生长于含 Amp 抗性 LB 平板上的阳性单菌落，稀释于 15 μL dd H$_2$O 中，充分混合均匀。吸取 2 μL 作为模板进行菌落 PCR 鉴定。菌落 PCR 反应体系及扩增程序如下。

（1）菌落 PCR 反应体系（20 μL）。

| | |
|---|---|
| 10×PCR buffer | 2 μL |
| dNTPs（each 2.5 mM） | 1.6 μL |
| Primer M13 F（2 μM） | 2 μL |
| Primer M13 R（2 μM） | 2 μL |
| 菌液模板 | 2 μL |
| TaKaRa r*Taq* | 0.1 μL |
| dd H$_2$O | 10.3 μL |

（2）菌落 PCR 扩增程序。

| | | |
|---|---|---|
| 94℃ | 5 min | |
| 94℃ | 30 s | |
| 55℃ | 30 s | 30 个循环 |
| 72℃ | 1 min | |
| 72℃ | 5 min | |
| 16℃ | Hold | |

10. 植物表达载体的构建

（1）设计特异引物，进行目的基因 ORF 的扩增。将目的片段连接克隆载体进行测序。

（2）将测序正确的目的基因分别从克隆载体上用相应的限制性内切酶切下，同时分别用相应的限制性内切酶对植物表达载体 pCanG 和 pCambia1302 进行双酶切，反应体系如下（50 μL）。

| | |
|---|---|
| 质粒 DNA | 25 μL |
| 10×FastDigest® Green Buffer | 5 μL |
| FastDigest Enzyme 1 | 1 μL |
| FastDigest Enzyme 2 | 1 μL |
| dd H$_2$O | 补至 50 μL |

（3）按反应体系混合好后，将反应混合物置于 37℃ 水浴锅中进行酶切，反应时间 15 min。

（4）酶切完成后，利用 1% 琼脂糖凝胶电泳检测酶切产物，利用 Tiangen 公司的琼脂糖凝胶回收试剂盒对目的基因和线性化表达克隆载体进行回收纯化。

（5）利用 T4 DNA Ligase 或 In-Fusion 酶将目的基因和线性化的表达载体进行连接。

（6）将相应的连接产物转化大肠杆菌（DH5α）感受态。对转化后的阳性克隆进行菌落 PCR 鉴定。

（7）经菌落 PCR 验证的阳性克隆菌落在 37℃，160 r/min 下振荡培养过夜，提质粒后进行酶切鉴定，正确的质粒保存于 -20 ℃ 冰箱中备用。

11. 拟南芥的遗传转化

（1）农杆菌（GV3101）感受态细胞的制备。

①提前准备含有 25 μg/mL 庆大霉素（Gent）的 LB 平板。超净台中用接种环挑取少量 -80 ℃ 保存的含有庆大霉素抗性的农杆菌菌种，在固体 LB 平板上划线培养单克隆菌落进行菌种活化，需要在 28℃ 培养 36~48 h。

②待平板上的单克隆菌落长好后，挑取其中的一个单克隆菌落至 2 mL 含有庆大霉素抗性的新鲜的液体 LB 培养基中，在 28 ℃，200 r/min 振荡培养过夜（需 18~24 h）。

③振荡培养结束后，取 1 mL 菌液加入装有 100 mL 含有庆大霉素抗性的新

鲜液体 LB 培养基的锥形瓶中，在 28 ℃，200 r/min 振荡培养 6~8 h，至 $OD_{600}$ 为 0.5~0.6（此时细菌处于对数生长期）。

④将培养好的菌液转移分装到预冷的 50 mL 无菌离心管中，冰浴 20 min。

⑤冰浴后，在 4 ℃，3 500 r/min 离心 10 min。弃去上清液，回收菌体，尽可能将上清液倒干净。

⑥向菌体中加入 50 mL 已灭菌的 10% 的甘油，小心操作并确保菌体悬浮。在 4℃，3 500 r/min 离心 10 min。弃去上清液，回收菌体，尽可能将上清液倒干净。

⑦重复步骤⑥。

⑧向菌体中加入 1 mL 已灭菌的 10% 的甘油，小心操作并确保菌体悬浮。菌体悬浮后将其按 100 μL/管分装于 1.5 mL 的无菌离心管中，使用液氮进行速冻，之后置于-80 ℃冰箱中保存备用。

（2）电击转化农杆菌感受态细胞。

①用前几分钟将制备好的农杆菌感受态细胞从-80 ℃冰箱中取出，置于冰上一定时间使其自然融化，不可弹化。

②吸取 1 μL 构建好的表达载体质粒 DNA 稀释 10 倍，加入到融化了的感受态细胞中，轻弹至混匀。此过程需在冰上完成。

③将感受态细胞转移至冰预冷的电极杯中。电转化仪打开，调节电压为 1 400 V，电击时间 6.2 ms，对感受态细胞进行电击。

④吸取电击后的感受态细胞转移到 1.5 mL 已加入 800 μL 液体 LB 培养基的无菌离心管中，置于 28 ℃摇床中，150 r/min 培养 2 h。

⑤摇菌培养结束后，吸取 50 μL 菌液于含有 25 μg/mL 庆大霉素和 25 μg/mL卡那霉素抗性的固体 LB 平板上，涂布均匀，在 28 ℃的培养箱中倒置培养 36~48 h。培养结束后，进行菌落 PCR 鉴定。

（3）浸花法转化拟南芥。利用电击转化法将构建好的重组表达载体转入农杆菌后，采用浸花法转化拟南芥，具体操作步骤如下。

①提前准备一个 15 mL 的无菌离心管，向其中加入 4 mL 含有 25 μg/mL

庆大霉素和 25 μg/mL 卡那霉素抗性的新鲜液体 LB 培养基。将经菌落 PCR 鉴定为正确的单菌落菌液都加入到上述离心管中，28 ℃，200 r/min 振荡培养过夜。

②吸取 1 mL 培养好的菌液加入到 100 mL 含有庆大霉素和卡那霉素抗性的液体 LB 培养基中，28 ℃，200 r/min 振荡培养过夜（需 12~14 h），至 $OD_{600}$ 的值在 1.5 左右。

③将菌液转移到转染瓶中，6 ℃，3 500 r/min 离心 20 min。离心结束后，弃去上清液。

④向转染瓶中加入 100 mL 转化拟南芥用 1/2 MS 液体培养基，将菌液吹打混匀。再加入 100 mL 上述培养基，混合均匀。

⑤上述菌液倒入灭过菌的敞口塑料盒中，将拟南芥花序完全浸入菌液中浸染 5 min。

⑥浸染后取出，将种拟南芥的钵子横放在铺有一层湿卫生纸的大托盘中，用保鲜膜覆盖，黑暗培养 3 d 后揭掉保鲜膜。将种植物的钵子重新竖放摆好，正常条件下培养至种子成熟，收取的种子记为转基因拟南芥 T1 代种子。

12. 转基因拟南芥的筛选及鉴定

（1）转基因拟南芥的筛选。

①转基因拟南芥 T1 代种子经乙醇灭菌后（种子经 75% 乙醇杀菌 10 min 后，用微量取液器尽量将乙醇吸走；接着用 100% 乙醇灭菌 10 min，用微量取液器尽量将乙醇吸走，在通风橱中无菌条件下将种子晾干），均匀播撒于事先配制好的含有相应抗性的 1/2 MS 选择性培养基（表 3-2）平板中，封口后置于 4 ℃ 冰箱中春化处理 3 d。将春化处理完的平板取出，置于正常培养条件的植物培养室中进行培养。植物培养室的条件为：温度 22 ℃，16 h 光照/8 h 黑暗。生长约 10 d，一般长出两片真叶时，将长势一致的小苗移至装有混合营养土的小钵中继续培养（蛭石:营养土，3:1，v/v）。

②转基因拟南芥 T1 代植物成熟后分别对单一植株进行编号，按编号收取单一植株的种子，将收获的种子记为 T2 代种子。

③转基因拟南芥 T2 代的种子按步骤②的方法经乙醇灭菌后，均匀播撒于事先配制好的含有相应抗性的 1/2 MS 选择性培养基中，按步骤②的方法进行培养。然后计算其分离比，将分离比为 3∶1 的阳性植株移苗至混合营养土（蛭石∶营养土，3∶1，v/v）中进行培养。

④转基因拟南芥 T2 代植物成熟后分别对单一植株进行编号，按编号收取单一植株的种子，将收获的种子记为 T3 代种子。

⑤转基因拟南芥 T3 代的种子按步骤②的方法进行灭菌和植株培养，不再分离的（即平板中全是阳性植株的株系）为转基因纯合体株系，成熟后收取种子，用于转基因拟南芥的鉴定、特征检测等实验。

表 3-2　转基因拟南芥抗性筛选标记

Table3-2　The screening marker for transgenic *Arabidopsis*

| 表达载体 | 细菌筛选标记 | 拟南芥筛选标记 | 筛选表型 |
| --- | --- | --- | --- |
| pCanG-*HA* | 卡那霉素 | 卡那霉素 | WT：白苗；转基因拟南芥：绿苗 |

（2）转基因拟南芥的鉴定。采用 Trizol 法提取转基因拟南芥 T3 代植株叶片的总 RNA，以反转录合成的 cDNA 作为模板，分别以相应目的基因的全长引物对这两个基因进行 PCR 扩增。PCR 扩增到目的条带的株系即为转基因拟南芥的纯合体株系。

（3）转基因拟南芥中目的基因表达水平的检测。采用 Trizol 法提取转基因拟南芥 T3 代植株叶片的总 RNA，以反转录合成的 cDNA 作为模板，以拟南芥 *AtEF1α* 作为内参基因，利用实时荧光定量 PCR（qRT-PCR）技术对所得转基因拟南芥各株系目的基因的表达量进行检测。检测结果用 $2^{-\Delta CT}$ 法进行计算。

13. 转基因拟南芥的特性检测分析

转基因拟南芥的特性检测分析实验结果利用 Student's $t$-test 进行统计学分析，均至少进行三次生物学重复实验。

（1）转基因拟南芥总黄酮含量的检测。本研究采用硝酸铝比色法进行转基因拟南芥总黄酮含量的测定，实验方法在 Chukwumah 等方法的基础上进行了相应的调整。实验中，剪取正常生长条件下（22 ℃，16 h 光照/8 h 黑暗）4 周大的拟南芥主薹，用液氮研磨成粉末，进行总黄酮的浸提，每个样品均为 12 株拟南芥主薹的混合样品。

剪取拟南芥植株置于液氮中进行速冻，检测时加液氮研磨成粉末。每个样品均进行三次生物学重复实验。总黄酮的提取条件为：以 70% 甲醇为溶剂；料液比为 1∶20；超声辅助提取条件为：60 ℃，70 min，160 W；超声提取后浸泡24 h。浸泡完成后，吸取浸提液 0.8 mL，加入 5% 的 $Na_2NO_2$ 溶液 0.08 mL，搅匀后静置 6 min；接着加入 10% 的 $Al(NO_3)_3$ 溶液 0.08 mL，搅匀后静置 6 min；随后加入 4% 的 NaOH 溶液 0.8 mL 和 dd $H_2O$ 0.24 mL，搅匀后静置 15 min。然后以 8 000 r/min 离心 10 min，吸取上清液，使用分光光度计于 510 nm 处测定吸光值，用 70% 的甲醇调零，根据芦丁标准曲线进行总黄酮含量的计算。

（2）转基因拟南芥丙二醛含量的检测。在正常条件下生长 4 周大的转基因拟南芥在距离紫外灯（强度为 310 lx）25 cm 处照射 1 h 后，于正常生长条件下恢复生长 24 h。剪取正常生长和紫外照射处理后的拟南芥植株主薹，用液氮研磨成粉末，进行丙二醛含量的检测，每个样品均为 12 株拟南芥主薹的混合样品。丙二醛（MDA）检测试剂盒购自南京建成生物工程研究所，检测方法按照试剂盒说明书进行。

（3）DPPH 法检测转基因拟南芥体外抗氧化活性。剪取正常条件下生长 4周大的拟南芥植株主薹，用液氮研磨成粉末，进行体外抗氧化活性的检测，每个样品均为 12 株拟南芥主薹的混合样品。拟南芥浸提时，料液比为 1∶20，提取溶剂为 95% 乙醇∶0.1% 盐酸（3∶2，v/v）的混合溶液，采用超声波辅助提取。超声提取时间为 30 min，温度 60 ℃，功率 160 W。超声处理后浸提 24 h，浸提完成后以 5 000 r/min 离心 10 min，取上清液备用。DPPH（1，1-二苯基-2-硝基苦肼）检测步骤根据 Thaiponga 等的方法进行改良。

检测时分别吸取：样品提取液和 DPPH 溶液（0.1 mmol/L）；样品提取液和甲醇；甲醇和 DPPH 溶液（0.1 mmol/L）各 0.75 mL 于 2 mL 的离心管中，摇匀后在避光条件下反应 90 min。实验中将甲醇设为空白对照，于波长 517 nm

处分别测定样品吸光度 $A_i$（样品与 DPPH 溶液反应后测得的吸光值）；$A_j$（样品与甲醇反应后测得的吸光值）和 $A_0$（甲醇与 DPPH 溶液反应后测得的吸光值）。

根据下列公式计算拟南芥各株系提取液对 DPPH 的清除率：

清除率（%）= ［1－（$A_i$－$A_j$）／$A_0$］× 100，然后比较、分析不同株系对 DPPH 的清除率。

（4）转基因拟南芥中 *AtCHS* 基因表达量的检测。采用 Trizol 法提取 T3 代转基因拟南芥植株的 RNA，反转录合成 cDNA 作为模板，利用实时荧光定量 PCR（qRT-PCR）对转基因拟南芥的 *AtCHS* 基因（At5g13930）在转基因株系中的表达量进行检测。基因表达量以 $2^{-\Delta CT}$ 法进行计算。

（5）转基因拟南芥柚皮苷含量的检测。剪取正常生长条件下 4 周大的拟南芥主薹，用液氮研磨成粉末，进行柚皮苷的提取，每个样品为 12 株拟南芥主薹的混合样品。具体提取条件：以 70%甲醇为溶剂；料液比为 1：20；超声波辅助提取为 60 ℃，70 min，160 W；超声处理后浸提 24 h。将提取液使用孔径为 0.22 μm 的微孔滤膜过滤至 2 mL 的离心管中，作为高效液相色谱（HPLC）分析的样品。

转基因拟南芥中柚皮苷含量使用 HPLC 进行检测，检测使用的色谱条件：色谱柱为 Unitary C18（4.6 mm×250 mm，5 μm）；流动相为水-甲醇（60：40，v/v）；流速 0.8 mL/min；检测波长 282 nm；柱温箱为 30 ℃；进样体积 10 μL。柚皮苷标准样品购自贵州迪大生物科技有限责任公司。

（6）拟南芥突变体 *tt4* 的互补实验。拟南芥（*Arabidopsis thaliana*）突变体 *tt4* 由于 *AtCHS* 基因功能的缺失而导致种皮透明。采用浸花法将重组表达载体 pCanG-*CiCHS* 转入拟南芥突变体 *tt4*。并将收取的 T1 代种子进行转基因拟南芥纯合体植株的筛选。采用 Trizol 法提取 T3 代转基因植株总 RNA，反转录合成 cDNA，利用特异性引物 CiCHS-F 和 CiCHS-R 对转基因植株进行 PCR 鉴定。并对野生型和转基因拟南芥 T3 代种子的种皮颜色进行对比。

（7）转基因拟南芥白藜芦醇含量的检测。剪取正常生长条件下 4 周大的拟南芥主薹，用液氮研磨成粉末，进行白藜芦醇的提取，每个样品均为 12 株拟南芥主薹的混合样品。具体提取条件为：以 70%甲醇为溶剂；料液比为 1：20；超声波辅助提取为 60 ℃，70 min，160 W；超声处理后浸提 24 h。将提取液使用孔径为 0.22 μm 的微孔滤膜过滤至 2 mL 的离心管中，作为高效液相色谱（HPLC）分析的样品。

转基因拟南芥中白藜芦醇含量使用 HPLC 进行检测，检测使用的色谱条件为：色谱柱为 Inertsil ODS-SP（4.6 mm×150 mm，5 μm）；流动相为水-乙腈（65：35，v/v）；流速 0.8 mL/min；检测波长 306 nm；柱温箱为 30 ℃；进样体积 10 μL。白藜芦醇标准样品购自贵州迪大生物科技有限责任公司。

# 第二节　CHS 的功能研究

## 一、CiCHS 基因的克隆与分析

根据 NCBI 登录的大豆（*Glycine max*）、苜蓿（*Medicago truncatula*）、拟南芥（*Arabidopsis thaliana*）等 CHS 基因的保守结构域设计简并引物，以中间锦鸡儿 cDNA 为模板，进行 PCR 扩增。经 PCR 扩增后得到 CiCHS 基因的保守区域。利用 RACE 技术克隆得到其 cDNA 全长序列。

利用简并引物扩增得到 CiCHS 基因的保守区域 918 bp（图 3-1A），经 NCBI 比对分析发现其 ORF 序列不完整，因此利用 RACE 技术克隆其缺失的 cDNA 序列。采用 5'-RACE 和 3'-RACE 技术分别克隆得到 532 bp 和 495 bp 的 cDNA 序列（图 3-1B 和 C）。经测序分析正确后，利用 Vector NTI10 将克隆到的 5'-RACE 和 3'-RACE 序列片段同已克隆到的保守区域序列片段进行拼接，得到 CiCHS 基因的 cDNA 全长序列。然后以中间锦鸡儿的 cDNA 为模板，使用特异性引物 CiCHS-F 和 CiCHS-R 扩增其 cDNA 和 gDNA 序列（图 3-1D 和 E），连接到克隆载体验证后，确定拼接结果正确。

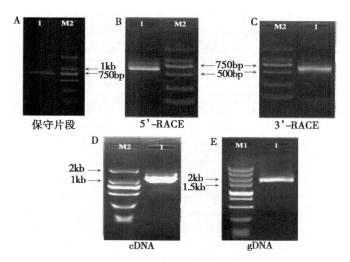

**图 3-1 *CiCHS* 基因克隆以及电泳结果**

A：*CiCHS* 保守区域；B：*CiCHS* 5'–RACE；C：*CiCHS* 3'–RACE；D：*CiCHS* cDNA；E：*CiCHS* gDNA

**Fig. 3-1 Results of gene cloning and electrophoresis of *CiCHS***

A：*CiCHS* conservative region；B：*CiCHS* 5'–RACE；C：*CiCHS* 3'–RACE；D：*CiCHS* cDNA；E：*CiCHS* gDNA

中间锦鸡儿 *CiCHS* 基因的开放阅读框（ORF）为 1 176 bp，编码 391 个氨基酸，有一个 338 bp 的内含子（图 3-2）。

将 *CiCHS* 基因的 ORF 序列翻译成氨基酸序列在 NCBI 上比对，结果显示：CiCHS 与蒺藜苜蓿的 Chalcone synthase（GenBank：XP_ 003624524. 1）和鹰嘴豆的 Chalcone synthase（GenBank：XP_ 004493096. 1）一致性最高，均达到 94%。对 CiCHS 蛋白序列的结构域进行比对，表明 CiCHS 具有典型的 CHS 基因家族结构域。

## 二、过表达 *CiCHS* 基因拟南芥的获得与鉴定

### 1. 过表达载体 pCanG-*CiCHS* 的构建

使用特异引物 CiCHS-F 和 CiCHS-R 对 *CiCHS* 基因编码区（ORF）进行扩

```
1    ATGGTGACCGTAGAGGAGATCCGCAACGCCCAACGCTCCAGTGGCCCTGCCAACATCTTG
     M  V  T  V  E  E  I  R  N  A  Q  R  S  S  G  P  A  N  I  L
61   GCCTTCGGCACTGCCACACCCTCCCACTGCATAGTGCAAGCTGAGTACCCTGATTACTAT
     A  F  G  T  A  T  P  S  H  C  I  V  Q  A  E  Y  P  D  Y  Y
121  TTCCGCATCACCAATAGCGAGCAACATGACCGACCTCAAAGAAAAATTCAAGCGCATGTGT
     F  R  I  T  N  S  E  H  M  T  D  L  K  E  K  F  K  R  M  C
181  atgtctcaaatccttcaattttgtatataaaacttgattgtttgtatgtttcgctactg
241  cattgcagtccaactacaaatcaaaaccttaccaataactgttgtaacaatattgcacat
301  gtggaattcaaagcttttttaaatcgcggttgcggtcgctgtgattgcggtcattacagtcg
361  ctgagacactcattacagccgtttacggcgtgaaataatttttataattgtggatgtggaaa
421  tatcttgtaattttttgttgattaatcattttttcatgagatgaagctaacaaaaaaccg
481  ttttgggcggattaatttttttttttttgggttcaggtgaGAGAAGTCGATGATAAAGAAGC
     E  K  S  M  I  K  K
541  GTTACATGCACCTAACTGAGGAGTTTCTGAAGGAGAATCCAAACATGTGTGCCTACATGG
     R  Y  M  H  L  T  E  E  F  L  K  E  N  P  N  M  C  A  Y  M
601  CACCATCGCTAGACGCGAGACAGGATATAGTGGTTGTTGAGGTGCCAAAGCTAGGAAAAG
     A  P  S  L  D  A  R  Q  D  I  V  V  V  E  V  P  K  L  G  K
661  AAGCTGCAACAAAAGCGATCAAAGAGTGGGGTCAACCGAAATCAAAGATCACTCATCTCG
     E  A  A  T  K  A  I  K  E  W  G  Q  P  K  S  I  T  H  L
721  TGTTCTGCACTACTTCAGGTGTAGACATGCCTGGTGCAGATTACCAACTCACCAAGCTCT
     V  F  C  T  T  S  G  V  D  M  P  G  A  D  Y  Q  L  T  K  L
781  TAGGTCTCAAACCCTCCGTGAAACGCCTCATGATGTATCAACAGGGTTGCTTCGCCGGCG
     L  G  L  K  P  S  V  K  R  L  M  M  Y  Q  Q  G  C  F  A  G
841  GCACCGTCCTCCGTCTTGCAAAAGACCTCGCCGAGAACAACAAGGGCGCCAGAGTCCTTG
     G  T  V  L  R  L  A  K  D  L  A  E  N  N  K  G  A  R  V  L
901  TCGTTTGTTCTGAAATCACCGCTGTCACATTCCGCGGCCCGTCAGACACACATTTAGACT
     V  V  C  S  E  I  T  A  V  T  F  R  G  P  S  D  T  H  L  D
961  CTCTCGTCGGGCTCTGTTCGGGTGACGGCGCCGCCGCGATTATTGTCGGCGCCGATC
     S  L  V  G  Q  A  L  F  G  D  G  A  A  A  I  I  V  G  A  D
1021 CGGATCTTACCGTGGAGCGTCCGATTTTCGAGCTTGTCTCCGCCGCGCAGACTATTCTCC
     P  D  L  T  V  E  R  P  I  F  E  L  V  S  A  A  Q  T  I  L
1081 CCGATTCCGACGGCGCAATTGACGGCCATCTCCGTGAGGTGGGACTCACGTTCCATCTTT
     P  D  S  D  G  A  I  D  G  H  L  R  E  V  G  L  T  F  H  L
1141 TAAAGGACGTGCCGGGGATTATTTCTAAGAACATTGAGAAGAGTTTGGTGGAGGCTTTTG
     L  K  D  V  P  G  I  I  S  K  N  I  E  K  S  L  V  E  A  F
1201 CTCCTATTGGGATTAAGGACTGGAACTCGATCTTTTGGGTTGCGCATCCGGGTGGACCG
     A  P  I  G  I  K  D  W  N  S  I  F  W  V  A  H  P  G  G  P
1261 CTATTTTGGACCAGGTTGAGGAGAAACTCCGGCTCAAGGAGGAGAAACTCCGGTCCACCC
     A  I  L  D  Q  V  E  E  K  L  R  L  K  E  E  K  L  R  S  T
1321 GGCACGTGTTAAGTGAGTATGGCAACATGTCAAGCGCGTGCGTTTTGTTTATTTTGGATG
     R  H  V  L  S  E  Y  G  N  M  S  S  A  C  V  L  F  I  L  D
1381 AAGTGAGGAGGAGGTCTAAAGAGGAAGGGAAGAGTACAACTGGTGAAGGGTTTGAATGGG
     E  V  R  R  R  S  K  E  E  G  K  S  T  T  G  E  G  F  E  W
1441 GAGTGCTATTTGGGTTCGGACCGGGTTTAACTGTTGAAACCGTTGTGCTGCATAGTGTTC
     G  V  L  F  G  F  G  P  G  L  T  V  E  T  V  V  L  H  S  V
1501 CGTTGCAGGCTTGA
     P  L  Q  A  *
```

**图 3-2　*CiCHS* 基因 DNA 全长及氨基酸序列**

小写字母表示内含子

**Fig. 3-2　The full-length DNA and protein sequence of *CiCHS***

The lowercaseletter indicates the intron

增，回收目的片段插入克隆载体，将测序验证后的序列使用内切酶 *Spe* I 和 *Xba* I 进行双酶切，回收酶切产物。使用相应的内切酶线性化植物表达空载体质粒 pCanG-*HA*，用 In-Fusion 酶将回收的目的片段连入已酶切的由 CaMV35S 启动子驱动的植物表达载体，然后对植物过表达载体重组质粒 pCanG-*CiCHS* 进行菌落 PCR 及双酶切验证，过表达载体的酶切验证结果见图 3-3，验证结果表明过表达载体构建成功。

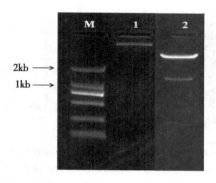

**图 3-3　*CiCHS* 植物过表达载体酶切鉴定**

泳道 1：空载体对照；泳道 2：pCanG-*CiCHS* 的 *Spe* I 和 *Xba* I 双酶切产物

**Fig. 3-3　Restriction enzymatic digestion identification of *CiCHS* overexpression vector**

Lane 1：Vector control；Lane 2：Enzymatic digestion products with *Spe* I and *Xba* I of pCanG-*CiCHS*

### 2. 过表达 *CiCHS* 基因拟南芥的鉴定

将植物过表达载体质粒 pCanG-*CiCHS* 利用电击转化法转入农杆菌，利用农杆菌介导的浸花法转化野生型拟南芥。用含有卡那霉素的 1/2 MS 培养基筛选转基因拟南芥，得到 T3 代转基因阳性植株纯合体 6 个株系。采用 Trizol 法提取转基因拟南芥的总 RNA 并反转录成 cDNA，利用特异性引物 CiCHS-F 和 CiCHS-R 进行 RT-PCR 鉴定，结果如图 3-4A 所示。以野生型拟南芥 cDNA 做阴性对照，中间锦鸡儿 *CiCHS* 基因做阳性对照，PCR 结果显示，各转基因株系中均扩增出目的条带，表明 *CiCHS* 基因在各转基因株系中均有表达。

利用 qRT-PCR 检测 *CiCHS* 基因在转基因拟南芥中的表达水平，数据采用 $2^{-\Delta CT}$ 法进行计算，以内参基因 *AtEF1α* 表达量为对照，结果如图 3-4B 所示。*CiCHS* 基因在转基因拟南芥各株系中均有表达，但表达水平各不相同，将 OE-14、OE-15 和 OE-20 这 3 个表达量相对较高的转基因株系用于后续的特征检测实验分析。

### 3. 过表达 *CiCHS* 基因拟南芥 *AtCHS* 表达量的变化

外源基因转化植物时可能引起内源同源基因表达量的降低或不表达，同时外源基因的表达量也会受到影响，这一现象称为共抑制或转录后基因沉默。已有大

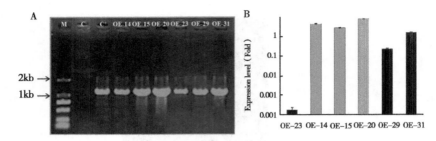

**图 3-4 转 *CiCHS* 基因拟南芥鉴定及表达水平检测**

A：转 *CiCHS* 基因拟南芥 PCR 鉴定；B：qRT-PCR 检测转基因株系中 *CiCHS* 表达量；C-：阴性对照（拟南芥 cDNA）；C+：阳性对照（中间锦鸡儿 cDNA）；数字代表转基因株系的编号。

**Fig. 3-4 Identification of transgenic *Arabidopsis* with *CiCHS* and detection of *CiCHS* expression level**

A：PCR identification of transgenic plants with *CiCHS*；B：Detection of *CiCHS* expression level in transgenic plants with qRT-PCR；C-：Negative control（WT cDNA）；C+：Positive control（*C. intermedia* cDNA）；The numbers represent the number of transgenic plants.

量研究表明转 *CHS* 基因极易引起基因的共抑制现象，从而使内源 *CHS* 基因的表达量降低或不表达。基于此，本研究对转 *CiCHS* 基因拟南芥的内源 *AtCHS* 基因表达量进行了检测，分析转 *CiCHS* 基因对拟南芥内源 *AtCHS* 基因的影响。采用 Trizol 法提取 *CiCHS* 基因表达量较高的 3 个转基因株系的 RNA 并反转录成 cDNA，利用 qRT-PCR 技术检测 *AtCHS* 基因在过表达株系中的表达量（图 3-5）。

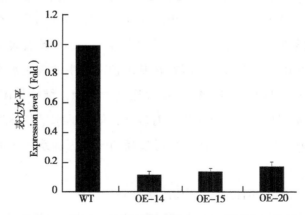

**图 3-5 转 *CiCHS* 基因拟南芥 *AtCHS* 表达水平检测**

**Fig. 3-5 Expression analysis of *AtCHS* in transgenic *Arabidopsis***

结果显示 3 个过表达株系中 *AtCHS* 基因的表达量均降低到野生型（Wild type，WT）的 1/10 水平，说明 *CiCHS* 在拟南芥中的表达抑制了拟南芥自身 *AtCHS* 基因的表达，使其表达水平下降，应该是基因的共抑制现象所致。

4. 过表达 *CiCHS* 基因拟南芥总黄酮含量的变化

按照硝酸铝比色法的具体步骤进行过表达 *CiCHS* 基因拟南芥总黄酮含量的测定，同时绘制芦丁标准曲线（图 3-6A）。分析标准曲线可以得出，芦丁质量浓度 X 和吸光值 Y 的关系为：Y = 12.2444X − 0.0144，$R^2$ = 0.999。并且在芦丁质量浓度为 0~0.07 mg/mL 的范围内该标准曲线线性良好。

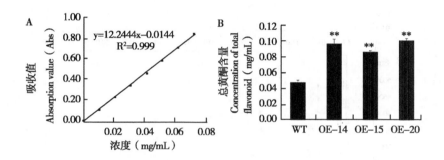

**图 3-6　芦丁标准曲线（A）和转基因拟南芥总黄酮含量（B）**

** 表示差异极显著（*P*<0.01）。

**Fig. 3-6　Rutin standard curve（A）and concentration of total flavonoids of transgenic *Arabidopsis*（B）**

** indicates significant difference among samples at 0.01 level.

利用实验测得的吸光值，根据芦丁标准曲线线性方程计算转基因拟南芥的总黄酮含量，结果见图 3-6B。结果表明转基因拟南芥各株系的总黄酮含量均高于野生型（WT），且达到统计学极显著水平。结合上一个结果进行分析可以得出，过表达 *CiCHS* 基因可以使拟南芥中总黄酮含量明显增加，说明外源 *CiCHS* 基因参与了转基因拟南芥的类黄酮合成。

5. 过表达 *CiCHS* 基因拟南芥柚皮苷含量的检测

从类黄酮生物合成途径得出查尔酮合成酶的产物是柚皮苷查尔酮，一种双氢黄酮类化合物，分子结构中的 A 环和 B 环之间完全没有共轭，检测到在 282 nm处有强烈的光吸收。为了进一步证实 *CiCHS* 基因的功能，本研究采用 HPLC 法检测了过表达 *CiCHS* 基因拟南芥的柚皮苷含量，柚皮苷标准样品及转基因拟南芥各株系的高效液相色谱检测结果见图 3-7A 和 B。

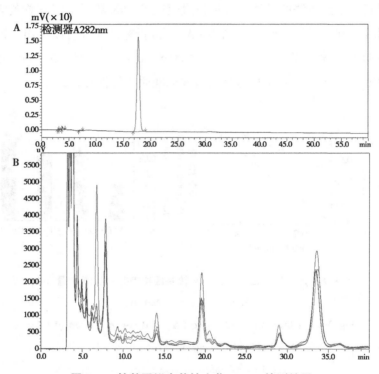

**图 3-7　转基因拟南芥柚皮苷 HPLC 检测结果**

A：柚皮苷标准样品色谱图；B：拟南芥各株系色谱图：WT：黑色线；

OE-14：粉色线；OE-15：蓝色线；OE-20：红色线

**Fig. 3-7　The naringin HPLC map of transgenic *Arabidopsis***

A：The naringin standard sample HPLC map；B：The naringin HPLC map of transgenic

*Arabidopsis* lines. WT：black line，OE-14：pink line，OE-15：blue line，OE-20：red line

　　分析柚皮苷标准样品及转基因拟南芥各株系的 HPLC 结果可以得出，按实验所用色谱条件分离的柚皮苷峰形尖锐，无拖尾，与其他色谱峰明显分开。在此条件下绘制的柚皮苷标准曲线为：$Y = 1.4755 \times 10^{-5}\,X$，$R^2 = 0.999$。并且在柚皮苷浓度为 $0 \sim 200\ \mu g/mL$ 的范围内该标准曲线线性良好（图3-8）。

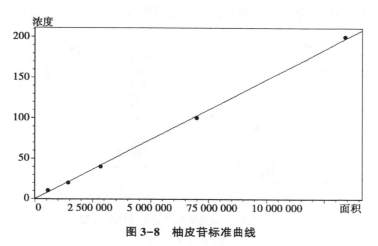

图3-8　柚皮苷标准曲线

**Fig. 3-8　The standard curve of naringin**

利用峰面积法计算拟南芥不同株系中柚皮苷的含量，结果见表3-3。

表3-3　转基因和野生型拟南芥各株系柚皮苷含量

**Table3 The naringin content of different *Arabidopsis* lines**

| 株系名 | WT | OE-14 | OE-15 | OE-20 |
|---|---|---|---|---|
| 含量（μg/g FW） | 12.6 | 14.6 | 13.2 | 21.4 |

由计算结果得出，转 *CiCHS* 基因拟南芥各株系柚皮苷含量均高于野生型，说明 *CiCHS* 基因异源表达后增加了拟南芥中柚皮苷的含量，从而进一步证实了该基因的功能，并且进一步说明其参与了转基因拟南芥的类黄酮代谢。

6. 过表达 *CiCHS* 基因增强了拟南芥对紫外线的耐受性

紫外线等非生物胁迫处理会增加植物中类黄酮等次级代谢产物的积累，从而降低由这些非生物胁迫引起的植物氧化损伤。本研究对转基因拟南芥进行了紫外照射处理，通过对紫外处理前后拟南芥样品中丙二醛（Malonaldehyde，MDA）含量进行检测（图3-9），分析了过表达 *CiCHS* 基因对拟南芥氧化胁迫耐受能力的影响。丙二醛是脂质过氧化的重要产物，其浓度可以反应膜脂的过氧化程度，是细胞氧化损伤的一个重要指标。目前，丙二醛已成为诸多研究领域检测不同生物样品细胞氧化损伤的一个常用指标。

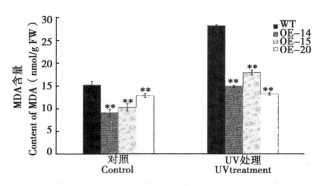

图 3-9　紫外处理前后拟南芥的 MDA 含量

** 表示差异极显著（$P < 0.01$）。

**Fig. 3-9　The content of MDA in different *Arabidopsis* lines**

** indicates significant difference among samples at 0.01 level.

　　分析检测结果可知，未经紫外照射处理的野生型和转基因拟南芥中丙二醛的含量差异明显；经紫外照射处理后野生型和转基因拟南芥中的丙二醛含量均增加，但转基因株系的丙二醛含量低于野生型，且差异达到统计学极显著水平。表明在拟南芥中过表达 *CiCHS* 基因减少了正常生长过程中和紫外胁迫处理后拟南芥体内丙二醛的生成量，从而说明其膜脂氧化损伤在一定程度上得到了降低，可以保护植物免受紫外辐射引起的氧化损伤，因此对于植物由于膜脂氧化引起的损伤起重要的抵抗作用。

　　7. 过表达 *CiCHS* 基因增强了拟南芥的体外抗氧化活性

　　类黄酮化合物具有多酚结构，因此具有很强的清除自由基和抑制由自由基引起的氧化损伤的能力。植物清除自由基能力的提高，有利于增加其对自然界的胁迫抗性。DPPH（1，1-二苯基-2-硝基苦肼）是一种稳定的以氮为中心的自由基，可以"清除"其他相对活泼的自由基，因此是一种非常有效的自由基清除剂，研究中被广泛地应用于定量测定各种生物样品的抗氧化能力当中。本研究对转基因拟南芥的 DPPH 自由基清除率进行了测定，进而分析其体外抗氧化能力。绘制的 DPPH 标准曲线（图 3-10A）显示，吸光值 $Y$ 和 DPPH 浓度 $X$ 的关系为：$Y=7.9083X+0.0002$，$R^2=0.9999$，在 DPPH 浓度为 $0\sim0.10$ mmol/L 的范围内该标准曲线线性良好。按同样的方法进行转基因拟南芥 DPPH 自由基的清除率实验，利用测得的吸光值，根据标准曲线方程计算拟南芥各株系 DPPH 自由基的清除率，结果见图 3-10B。

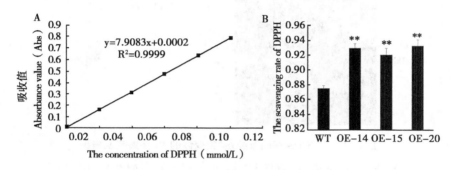

**图 3-10　拟南芥各株系 DPPH 自由基的清除率**

A：DPPH 标准曲线；B：拟南芥各株系 DPPH 自由基清除率；** 表示差异极显著（$P<0.01$）。

**Fig. 3-10　The scavenging rate of DPPH radical of different *Arabidopsis* lines**

A：The standard curve of DPPH；B：The scavenging rate of DPPH radical of different *Arabidopsis* lines；** indicates significant difference among samples at 0.01 level.

结果显示，三个转基因株系的 DPPH 自由基清除能力均明显高于野生型。说明 *CiCHS* 基因异源表达后显著增加了拟南芥清除 DPPH 自由基的能力，且清除能力与基因表达水平相关；这也意味着转基因拟南芥的体外抗氧化能力得到了增强，充分说明转 *CiCHS* 基因拟南芥中生成了抗氧化能力强的代谢产物。

8. 过表达 *CiCHS* 基因部分恢复了拟南芥突变体 *tt4* 的表型

拟南芥的 *tt4* 突变体由于内源 *AtCHS* 基因的缺失而表现出种皮透明的表型，已成为研究拟南芥及其他物种 *CHS* 基因功能非常重要的突变体材料。为进一步确证 *CiCHS* 基因的功能，本研究采用农杆菌介导的浸花法将该基因转入 *tt4* 突变体，筛选到转基因纯合体 3 个株系。采用 Trizol 法提取转基因拟南芥的总

RNA 并反转录成 cDNA，利用特异性引物 CiCHS-F 和 CiCHS-R 进行 RT-PCR 鉴定，结果如图 3-11A 所示。以野生型拟南芥和 *tt4* 突变体 cDNA 做对照没有扩增出目的条带，各互补株系均扩增出目的条带，表明 *CiCHS* 基因在各互补株系中均有表达。将转基因拟南芥纯合体的种子与 *tt4* 突变体和 WT 的种子进行了比较（图 3-11B）。

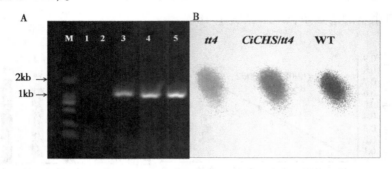

**图 3-11　*CiCHS* 基因互补 *tt4* 突变体的 PCR 鉴定及表型**

A：互补株系 *CiCHS* / *tt4* 的 PCR 鉴定；B：*CiCHS* / *tt4* 与 *tt4* 和 WT 的种子；

1：WT；2：*tt4*；3、4、5：*CiCHS* / *tt4*

**Fig. 3-11　Identification and phenotype of complementary lines *CiCHS* / *tt4***

A：PCR identification of *CiCHS/tt4*；B：Seeds of *tt4*，*CiCHS* / *tt4* and WT；

1：WT；2：*tt4*；3，4，5：*CiCHS/tt4*

经过对比发现，*CiCHS* 基因互补后 *tt4* 突变体的种皮呈现浅棕色，部分恢复了该突变体种皮透明的表型，表明 *CiCHS* 基因在拟南芥中参与了类黄酮代谢，但是其活性与拟南芥 *AtCHS* 既有冗余的部分，也有所不同。

# 第三节　CHI 的功能研究

## 一、*CiCHI* 基因的克隆与分析

据豆科已知 *CHI* 基因的保守序列设计简并引物，扩增得到 509 bp 的单一条

带（图3-12A），测序后比对发现该片段与蒺藜苜蓿 *CHI* 基因相似度最高（84%）。利用 RACE 技术克隆其缺失的 cDNA 序列，分别得到 248 bp 的 5'-端和 473 bp 的 3'-端 cDNA 序列（图3-12B）。

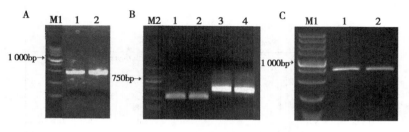

**图3-12 *CiCHI* 基因克隆电泳结果**

A：*CiCHI* 中间片段；B：*CiCHI* RACE 扩增结果；1、2 为 5'-RACE 扩增产物；

3、4 为 3'-RACE 扩增产物；C：*CiCHI* ORF 结果

**Fig. 3-12 Results of gene cloning and gel electrophoresis of *CiCHI***

A：*CiCHI* conservative region；B：Results of *CiCHI* RACE；

1, 2：*CiCHI* 5'-RACE；3, 4：*CiCHI* 3'-RACE；C：*CiCHI* ORF

经测序分析正确后，利用 Vector NTI 10 将克隆到的序列片段进行拼接，得到 *CiCHI* 基因的 cDNA 全长序列。以中间锦鸡儿 cDNA 为模板，使用特异引物扩增其 cDNA 序列（图3-12C），连接到克隆载体验证后，确定拼接结果正确。得到 *CiCHI* 的 cDNA 全长为 1 005 bp，其中 ORF 为 678 bp，5'-UTR 为 110 bp，3'-UTR 为 217 bp，编码 226 个氨基酸。

## 二、*CiCHI* 基因的生物信息学分析

用 Vector NTI 软件对 *CiCHI* 基因的 ORF 进行翻译，得到的氨基酸序列在 NCBI 中进行 Blast 比对，结果表明 *CiCHI* 蛋白与同为豆科的蒺藜苜蓿的查尔酮异构酶相似度最高，达到 84%。

ExPASy 数据库中的 ProtParam 程序预测 *CiCHI* 编码的蛋白分子量为 24.413 kD，等电点为 5.66，平均疏水指数为-0.121，可认为该蛋白整体上为两性蛋白且比较稳定。用 ProtScale 程序（http：//web. expasy. org/protscale/）

和 DNAMAN 软件对该多肽链进行亲水性分析（图 3-13），该多肽链有 24 个亲水氨基酸，28 个疏水氨基酸，也说明了该蛋白基本为两性蛋白。在氨基酸组成方面，甘氨酸含量最多，占到了 9.7%，其次是丙氨酸 8.8%，谷氨酸、丝氨酸均为 8.4%。

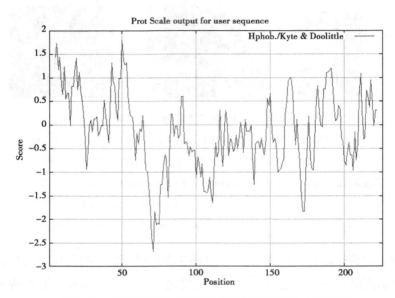

图 3-13　中间锦鸡儿 *CiCHI* 氨基酸序列亲/疏水性分析

**Fig. 3-13　Predicted hydropathy plot of the deduced amino acid sequence of *CiCHI***

## 三、*CiCHI* 系统进化分析

为进一步了解 *CiCHI* 与其他物种该类基因之间的进化关系，将 *CiCHI* 的蛋白序列与其他已知物种中相似度最高的 *CHI* 蛋白序列进行比对，并构建系统进化树（图 3-14）。不同物种的 *CHI* 基因序列分别从 NCBI 数据库、TAIR 数据库和植物基因组数据库中获得。

结果表明，*CiCHI* 与蒺藜苜蓿的 *CHI* 最为相似，二者与其他豆科植物的 *CHI* 构成一个大的分支；而同为芸香科的蜜橘、柚子和甜橙构成一个分支。说明 *CiCHI* 与豆科植物的 *CHI* 功能最相近。进化树中使用的序列都是 NCBI 中注

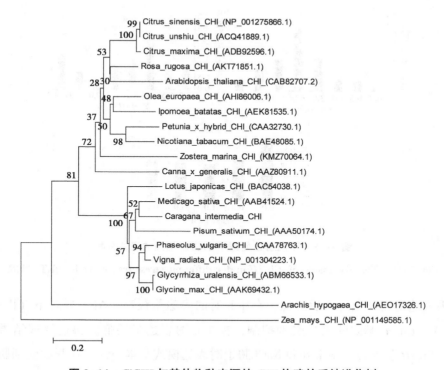

**图 3-14** *CiCHI* 与其他物种来源的 *CHI* 构建的系统进化树

**Fig. 3-14 Phylogenetic tree generated by the amino acid sequences of *CiCHI* and other plants**

释为 Chalcone isomerase（*CHI*）的基因，即查尔酮异构酶基因家族的成员，因此可以确定 *CiCHI* 为该基因家族的成员。

## 四、*CiCHI* 基因胁迫处理下的表达分析

查尔酮异构酶催化类黄酮的生成，起到抵抗氧化胁迫的作用。为了研究 *CiCHI* 基因是否受到氧化胁迫处理的诱导，从而分析其在不同胁迫响应中的作用，本研究利用 qRT-PCR 技术检测了 *CiCHI* 基因在紫外、NaCl 和 ABA 等胁迫处理下的表达模式，结果如图 3-15 所示。

检测结果表明，紫外照射处理下（图 3-15A），*CiCHI* 基因表达量有着先升高后降低的趋势，在 6 h 时的表达量最高。NaCl 处理下（图 3-15B），*CiCHI*

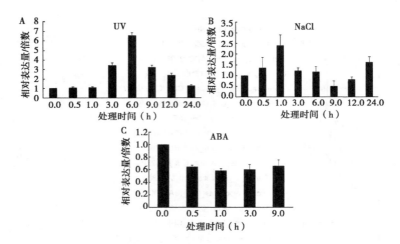

图 3-15　不同胁迫处理下 *CiCHI* 基因的表达分析

Fig. 3-15　The expression of *CiCHI* under different stress treatment by qRT-PCR

基因表达量同样先升高后降低，在 1 h 时的表达量最高。ABA 处理下（图 3-15C），*CiCHI* 基因的表达受到抑制，在 1 h 的表达量最低。胁迫处理结果表明，*CiCHI* 基因在受到紫外和 NaCl 胁迫时表达模式基本一致，在开始受到胁迫影响的时候，表达量升高，大量生成类黄酮以帮助机体抵抗氧化胁迫的影响；但随着胁迫压力的增加，其表达量开始降低，可能其产物水平已经达到一定量并不再大量增加，此时机体也可能已经启动了其他的胁迫响应机制。

## 五、*CiCHI* 基因的组织特异性分析

提取正常生长条件（温度 22℃，16 h 光照/8 h 黑暗）下 30 d 大的中间锦鸡儿根、茎、叶的 RNA 和采自林格尔县中间锦鸡儿植物的花、种子的 RNA，反转录成 cDNA，利用 qRT-PCR 技术检测 *CiCHI* 基因在不同组织部位的表达模式，结果如图 3-16 所示。

结果显示，*CiCHI* 基因在所有被检测的组织中都有不同程度的表达。在实验室种植的中间锦鸡儿幼苗中，*CiCHI* 基因在叶中表达量最高，茎中相对较高，根中最少。采自野外的组织中，*CiCHI* 基因在花中表达量高，种子中表达量低。

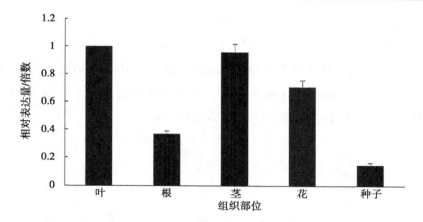

**图 3-16 *CiCHI* 基因的组织特异性表达分析**

**Fig. 3-16 The expression of *CiCHI* in different tissues by qRT-PCR**

## 六、过表达 *CiCHI* 基因拟南芥的获得与鉴定

### 1. 过表达载体 pCanG-*CiCHI* 的构建

利用 PCR 扩增 *CiCHI* 编码区，连接到 *pEASY*-Blunt Simple 克隆载体中，测序正确后用 *Xba* I 和 *EcoR* I 双酶切连接到 pCanG-*HA* 表达载体中。构建好的重组表达载体 pCanG-*CiCHI* 转化大肠杆菌，提取验证正确的菌落质粒用双酶切鉴定，能够切出目的片段，表明载体构建成功，如图 3-17 所示。

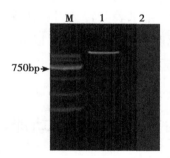

**图 3-17 重组质粒 pCanG-*CiCHI* 的酶切验证**

泳道 1 为 pCanG-*CiCHI* 重组质粒被 *Xba* I和 *EcoR* I双酶切；泳道 2 为 pCanG-*CiCHI* 重组质粒

**Fig. 3-17 Restriction enzymatic digestion identification of *CiCHI* overexpression vector**

Lane1：Enzymatic digestion products with *Xba* I and *EcoR* I of pCanG-*CiCHI*；Lane 2：Vector control

## 2. 过表达 *CiCHI* 基因拟南芥的鉴定

通过农杆菌介导的浸花法获得具有卡那霉素抗性的来自不同转化的阳性植株 10 株，提取这些株系的总 RNA 并合成 cDNA，利用 qRT-PCR 检测 *CiCHI* 在转基因株系中的表达水平（图 3-18），选取表达量较高的 4 个株系 OE-13、OE-32、OE-37 和 OE-46 进行后续表型检测实验。

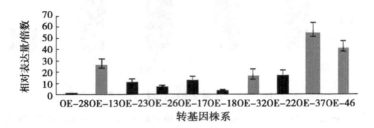

**图 3-18　转基因株系 *CiCHI* 表达水平检测**

**Fig. 3-18　The expression level of *CiCHI* in transgenic *Arabidopsis***

## 3. 过表达 *CiCHI* 基因拟南芥总黄酮含量的变化

按照硝酸铝比色法的具体步骤绘制芦丁标准曲线（图 3-19A）。芦丁质量浓度 $X$ 和吸光值 $Y$ 的关系为：$Y = 1.081X - 0.004$，$R^2 = 0.999$，表明在芦丁浓度为 $0 \sim 0.96$ mg/mL 的范围内该标准曲线线性良好。按此方法进行转基因拟南芥总黄酮含量的测定，利用测得的吸光值，根据标准曲线线性方程计算总黄酮的含量，结果见图 3-19B。结果表明转基因各株系总黄酮的含量均高于野生型，且达到显著水平。说明过表达 *CiCHI* 可以使拟南芥中总黄酮含量明显增加。

# 第四节　CHIL 的功能研究

## 一、*CiCHIL* 基因的克隆与分析

从 SSH 文库中得到 *CiCHIL* 基因片段，通过 NCBI Blast 比对发现该基因序

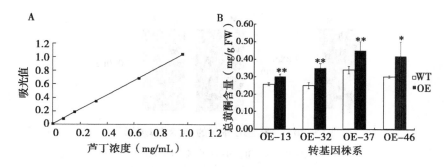

**图3-19　野生型和转基因拟南芥总黄酮含量比较**

A：芦丁标准曲线；B：转基因拟南芥的总黄酮含量；＊表示 $P<0.05$；＊＊表示 $P<0.01$

**Fig. 3-19　Rutin standard curve（A）and concentration of total flavonoids**

**of transgenic _Arabidopsis_（B）**

＊indicates significant difference among samples at 0.05 level；

＊＊indicates significant difference among samples at 0.01 level

列为非全长 cDNA 序列，参照 RACE 试剂盒说明书扩增该基因的 3'-端（图3-20A），连接克隆载体测序。经比对验证，拼接后得到的序列是完整的 cDNA 序列，全长 941 bp，开放阅读框长 630 bp。

以中间锦鸡儿 cDNA 和 gDNA 为模板，依据拼接得到的全长序列设计特异引物 F-CiCHIL 和 R-CiCHIL 进行 PCR 扩增，得到 _CiCHIL_ 基因的全长 cDNA（图3-20B）和全长 gDNA（图3-20C）。回收 cDNA 和 gDNA 目的片段进行连接转化后测序，阳性克隆与拼接序列完全相同并包含完整的 ORF。

测序表明克隆得到的 _CiCHIL_ 基因的 cDNA 全长为 941 bp，其中开放阅读框长 630 bp，5'-UTR 长 164 bp，3'-UTR 长 147 bp。起始密码子为 ATG，终止密码子为 TGA，共编码 209 个氨基酸，其中包括一段 12 个腺苷酸组成的 Poly A 尾，含有 4 个外显子和 3 个内含子（图3-21）。

## 二、CiCHIL 蛋白的生物信息学分析

将 CiCHIL 的蛋白序列与大豆的 3 个和拟南芥的 1 个 CHI 蛋白序列进行比对（图3-22），在 CHI 的 4 个保守氨基酸残基的位置上，48 位的苏氨酸，106

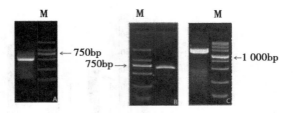

**图 3-20 *CiCHIL* 基因的 PCR 扩增结果**

A：3'-RACE 结果；B：cDNA 全长；C：gDNA 全长

**Fig. 3-20 Results of gene cloning and gel electrophoresis of *CiCHIL***

A：Results of 3'-RACE；B：cDNA of *CiCHIL*；C：gDNA of *CiCHIL*

```
1    acctaccacctaagagtctcaaacaaatagcctatttatatagcgactctacgattcttacacctcacctctctctctaaatcccactt
91   aaatcttaacattagcacccacaatacaattctccctcacccgtctctatcttcatctcggcaaagacacatATGGCTAGTGAAACGG
1                                                                              M  A  S  E  T
181  TGATGGTTGATGAAATCCCTTACCCTTCCAAGATCACTACTACCAAGCCCCTATCTCTCGCTTGGTCATggtaagttacgctgctctcca
6    V  M  V  D  E  I  P  Y  P  S  K  I  T  T  T  K  P  L  S  L  L  G  H
271  aattcttttgcttgatttaatttgaagatgaggtatgctcagattctagtagctttctgtaattcattcttaattcaagtgccaat
361  agaacatagttaagaggatctagatcatagtagttcataaactctaagtttagtgcatgtttgcaggaacatgaaactacaaaaagcatctagaagata
451  tgcaattgatttgacatggttgagtcttttctagtaaaattggtttttgatctagaataggatctcaaacttgaaactaggatttgaagct
541  tgtgcttccaaaagtgttttactccccaatttttttgttcaactcaattttacatgaatgtataaaaacataaatcactttgcattcaac
631  acattttttactaaaatcagtttatttaaaatcaatttttgccaggtagaaccaaatacacaatttaagaaggccaattagaattgct
721  ggattatttgctctgactgatttatatataaagtagcaaatagaaacaacttgattccttcttgattcaGGGATTACCGACATGGAGA
29                                                                              G  I  T  D  M  E
811  TTCACTTCTCCAAGTGAAATTCTACTCAATTGGGGTTTATTGGACCCTGAAGTGGCACTTGCAACAGTGGAAAGGTAAACCTG
35   I  H  F  L  Q  V  K  F  Y  S  I  G  V  Y  L  D  P  E  V  V  H  L  Q  Q  W  K  G  K  P
901  CCAAGGAGCTGGAAGAGAAGATGAGTTCTTTGATGCTCTCATATCTgttaagttgtgatgtgtatcacattgtgtatggctattgcaac
65   A  K  E  L  E  E  K  D  E  F  F  D  A  L  I  S
991  Tatgagctcatctatttgttaattggtatcaatgaaatgacaatgtgatattaccaaatgctaagtaacaacagtgaatgatagtgtgta
1081 tatatatgtgcaGCTCCGGTGGAGAAGGTTATTAGAATTGTAGTCATCAAAGAGATTAAGGGTGCACAGTATGGACTTCAGGTTGAGACT
81                   A  P  V  E  K  V  I  R  I  V  I  K  E  I  K  G  A  Q  Y  G  L  Q  V  E  T
1171 GCTGTGAGGGACGGTTGGCAGCTGATGACAAATATGGAGGAAGAAGAAGAAGCTTTGGAAAAAGTAGTTGAATTTTCCAGTCTAAG
107  A  V  R  D  R  L  A  A  D  D  K  Y  E  E  E  E  E  E  A  L  E  K  V  E  F  F  Q  S  K
1261 TACTTCAAGAAACATTCAGTGATCACGTACCATTTCCCAGCAAATTCTCCAACTGCTGAGataaagtagcagcattagtacattgtttg
137  Y  F  K  K  H  S  V  I  T  Y  H  F  P  A  N  S  P  T  A  E
1351 atcctattcctaattaatgctgattacattttaacttagctaatggcatggttaatggtaattatgtgttttgttgtatgacagATTGT
157                                                                              I  V
1441 GGTATCTTTGGAGGGGAAAGAAGACTCGAAGTTTGTGGTAGAGAATGCCAATGTGGTAGAGACCATCAAGAAATGGTACCTTGGTGGCTC
159  V  S  L  E  G  K  E  D  S  K  F  V  V  E  N  A  N  V  V  E  T  I  K  K  W  Y  L  G  G  S
1531 ATCGGCGGGTGTCCCTCAACCATCACATCTTCTCCGGAGGAATTGTCCAAGTGAagagaacttgtattgtgtaatc
189  S  A  V  S  P  S  T  I  T  S  L  A  S  T  L  S  E  E  L  S  K  *
1621 ttggatctatgtctgtgtgttgctatgctgttgtaattggaacttcccccatactttgtttgcggaattctgcttttttaaacttactgaaat
1711 aatgttaatcttgcgacatgccaaaaaaaaaaaa
```

**图 3-21 *CiCHIL* 的 cDNA、gDNA 及推导的蛋白序列**

小写字母表示非编码区，下划线部分为内含子区域

**Fig. 3-21 The cDNA, gDNA and deduced protein sequence of *CiCHIL***

The lower case letter indicates non-coding areas. The underlined parts are the introns

位的酪氨酸，113 的天冬酰胺，190 位的苏氨酸，CiCHIL 只吻合其中的 1 个，说明该 CiCHIL 保守性不强。

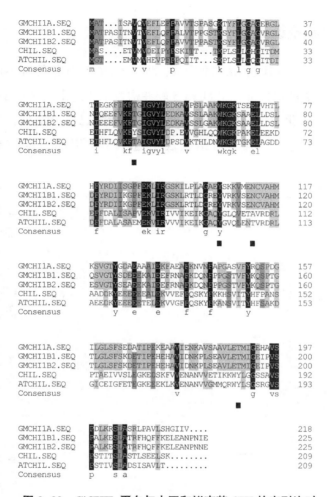

图 3-22　CiCHIL 蛋白与大豆和拟南芥 CHI 的序列比对

矩形对应的是 CHI 蛋白的 4 个保守氨基酸位点

**Fig. 3-22　The alignment of CiCHIL along with CHI from *Glycine max* and *Arabidopsis thaliana***

The corresponding amino acids above the rectangle are four conserved amino acid sites of CHI protein

## 三、*CiCHIL* 系统进化分析

为了解 *CiCHIL* 与其他 *CHI* 的关系，将 *CiCHIL* 与其他物种不同亚家族的 *CHI* 基因进行系统进化分析。用 Mega 5 软件构建系统进化树（图3-23）。得出以下结论，系统进化树中两个拟南芥的 *CHI* 功能都已研究清楚，其中 *CiCHIL* 与 *AtCHIL* 聚在一起，序列比对结果表明这两个基因相似度较高，这也是

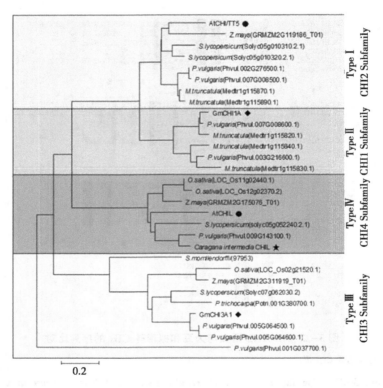

**图3-23　*CiCHIL* 与其他 *CHI* 的系统进化分析**

**Fig. 3-23　The phylogenetic of *CiCHIL* with other *CHI***

*CiCHIL* 基因的命名依据。在对 *AtCHIL* 研究的文献中表明，*AtCHIL* 可以合成查尔酮，也可以恢复 *CS86* 突变体中某些黄酮类化合物缺失的表型。由此预测 *CiCHIL* 的功能可能与合成黄酮类化合物有关。进化树中大豆的两个 *CHI* 基因的

分类已有报道，分别是聚类在 CHI3 亚家族中的 *GmCHI3A1*（G. max Glyma. 13G262500）和聚类在豆科植物特有的亚家族中的 *GmCHI1*（G. max Glyma. 20G251500）。该系统进化树自下到上为 *CHI* 基因家族的进化方向，进化树中最下面的 *P. vulgaris*（Phvul. 001G037700. 1）是进化较为远源的一个 CHI3 亚家族的基因。从 CHI3 亚家族开始，*CHI* 基因家族从低等到高等，功能逐渐具体及多样化。

## 四、转基因拟南芥*CiCHIL* 基因表达量分析

构建带 *HA* 标签的植物过表达载体，启动子为 CaMV 35S。蘸花法转化野生型拟南芥，筛选 T3 代纯和过表达株系，共得到 8 个过表达株系。用 qRT-PCR检测目的基因 *CiCHIL* 在各转基因株系中的表达量（图 3-24），基因表达量采用 $2^{-\Delta CT}$ 算法进行计算。在这 8 个株系中，OE-16 表达量最高，OE-5 表达量次之，选取这两个株系进行之后的表型实验。

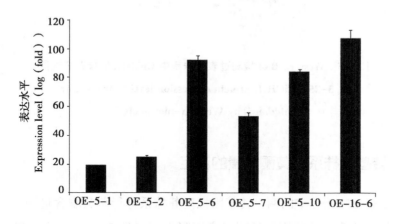

**图 3-24　过表达株系*CiCHIL* 的表达水平**

**Fig. 3-24　The expression level of *CiCHIL* in transgenic *Arabidopsis* by qRT-PCR**

## 五、转基因株系的 Western Blot 检测

提取野生型拟南芥（WT）、转基因株系 OE-16、OE-5 的总蛋白，Western Blot 检测 CiCHIL 的蛋白表达量（图 3-25）。得到的 NC 膜在相应分子量区域（25 kDa）处有一条清晰的抗原条带，判断其为 CiCHIL 蛋白条带。说明在这两个株系中 CiCHIL 蛋白都有稳定表达，可进行后续的表型实验。

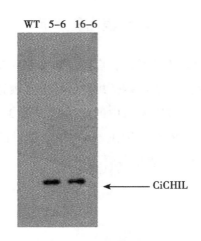

**图 3-25　Western Blot 检测过表达株系中 CiCHIL 的蛋白表达量**

**Fig. 3-25　CiCHIL protein expression level in transgenic**

***Arabidopsis* by Western-blot analysis**

## 六、转基因株系总黄酮含量的测定

对生长于植物培养室的两个转基因拟南芥株系进行总黄酮含量测定，结果显示，转基因株系的总黄酮含量明显高于野生型（图 3-26）。表明 *CiCHIL* 基因可以显著提高拟南芥的总黄酮含量，对黄酮代谢通路及苯丙烷代谢途径具有影响。

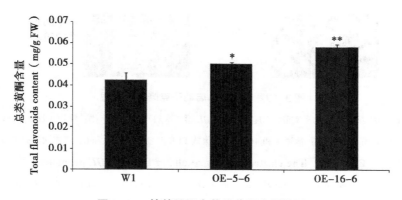

图 3-26　转基因拟南芥总黄酮含量检测

**Fig. 3-26　Total flavonoids content in transgenic *Arabidopsis***

## 七、*CiCHIL* 启动子的克隆及顺式作用元件的分析

基因的诱导表达多受其启动子上的顺式作用元件调控，为了解 *CiCHIL* 基因受哪些非生物或生物胁迫的诱导表达，利用染色体步移技术克隆到了 *CiCHIL* 的启动子。首先，在 *CiCHIL* 的编码区内设计了三个反向引物，1st-SP1、1st-SP2、1st-SP3，与试剂盒中的 AP1、AP2、AP3、AP4 分别进行三轮半巢式 PCR。第一次启动子步移之后，将三轮 PCR 产物分别进行电泳分析（图 3-27A），选取特异性强的条带进行胶回收，连接转化测序，将测序结果与 *CiCHIL* 的 gDNA 序列进行拼接，拼接所得结果进行验证之后，确认启动子条带。在第一次的启动子步移序列上再次设计三个反向引物，2nd-SP1、2nd-SP2 和 2nd-SP3，再次与试剂盒中 AP1 到 AP4 引物进行 PCR（图 3-27B），同第一次步移，之后再在第二次启动子步移的基础上进行第三次启动子步移，第三次启动子步移并未得到有效启动子序列。两次启动子步移共得到启动子上游920 bp 的启动子序列。利用启动子顺式元件分析网站进行分析，在预测出的诸多顺式作用元件中，除包含有真核生物典型的 TATA 框之外，还包含一个名为 BOXLCOREDCPAL 的顺式作用元件，其功能是 UV-B 响应，为后续实验提供思路和理论依据。

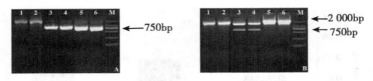

**图 3-27　*CiCHIL* 启动子克隆电泳结果**

A：*CiCHIL* 第一次启动子克隆产物；B：*CiCHIL* 第二次启动子克隆产物；泳道 1 和 2：染色体步移第一次巢式 PCR 产物；泳道 3 和 4：第二次巢式 PCR 产物；泳道 5 和 6：第三次巢式 PCR 产物。

**Fig. 3-27　The electrophoresis results of the *CiCHIL* promoter**

A：The first cloned product of *CiCHIL* promoter；B：The second cloned product of *CiCHIL* promoter；

Lane 1，2：The first nesting PCR product of chromosome walking；Lane 3，4：The second nesting

PCR product of chromosome walking；Lane 5，6：The third nesting PCR product of chromosome walking.

## 八、*CiCHIL* 在 UV-B 胁迫处理下的表达分析

为了解启动子中顺式作用元件是否起作用，采用 UV-B 胁迫处理中间锦鸡儿幼苗，采用 qRT-PCR 技术检测 *CiCHIL* 基因的表达情况（图 3-28）。

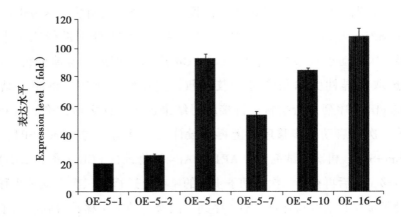

**图 3-28　UV-B 处理下转基因拟南芥 *CiCHIL* 的表达水平**

**Fig. 3-28　The expression level of *CiCHIL* in transgenic *Arabidopsis* under UV-B by qRT-PCR**

结果表明，UV-B 照射下，0~3 h，基因表达处于本底表达水平；到了 4 h 时表达量开始升高，推测植物此时受到紫外损伤，植物体针对损伤做出一系列

应激反应，导致 *CiCHIL* 表达量上升；到 12 h 时 *CiCHIL* 的表达量升高到 12.15 倍，说明 *CiCHIL* 的表达受到 UV-B 的诱导。

## 九、UV-B 胁迫处理下转基因拟南芥电导率的变化

为探究紫外胁迫处理下，过表达 *CiCHIL* 是否对植物膜脂保护具有促进作用，对野生型和过表达株系的膜透性进行了检测。在正常条件下，各株系的电导率无明显差别。胁迫处理 16 h 后，野生型的电导率明显增加，过表达株系的增加量较野生型而言要小。并且野生型和过表达株系的电导率有明显差异，过表达株系的电导率明显低于野生型。说明拟南芥中过表达 *CiCHIL* 对植物膜脂保护具有明显的促进作用。

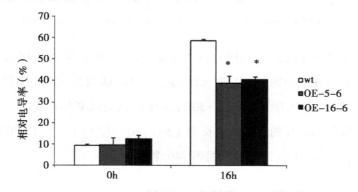

图 3-29　UV-B 处理对野生型和过表达株系相对电导率的影响

**Fig. 3-29　The relative electrical conductivity of transgenic**

***Arabidopsis* under UV-B treatment**

# 第五节　F3H 的功能研究

## 一、*CiF3H* 基因的克隆与分析

据转录组数据库中获得的 *F3H* 的中间片段设计引物，利用 RACE 技术克隆

其缺失的 cDNA 序列，分别得到 518 bp 的 5'-端和 562 bp 的 3'-端 cDNA 序列（图 3-30A）。

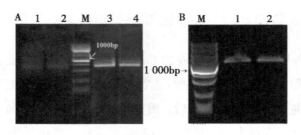

图 3-30　*CiF3H* 基因克隆电泳结果

A：*CiF3H* RACE 结果；1、2 为 5'-RACE 产物；3、4 为 3'-RACE 产物；B：*CiF3H* 全长

**Fig. 3-30　Results of gene cloning and gel electrophoresis of *CiF3H***

A：*CiF3H* 5'-RACE (Lane 1, 2) and 3'-RACE (Lane 3, 4)；B：*CiF3H* cDNA

经测序分析正确后，利用软件 Vector NTI 10 将克隆到的序列片段进行拼接，得到 *CiF3H* 基因的 cDNA 全长序列。以中间锦鸡儿 cDNA 为模板，使用特异引物扩增其 cDNA 序列（图 3-30B），连接到克隆载体验证后，确定拼接结果正确。得到 *CiF3H* 的 cDNA 全长为 1 844 bp，其中 ORF 为 1 020 bp，5'-UTR 为 567 bp，3'-UTR 为 257 bp，编码 340 个氨基酸。

## 二、*CiF3H* 基因的生物信息学分析

预测的 *CiF3H* 编码的蛋白分子量为 39.586 kD，等电点为 6.01，其平均疏水指数为 -0.353，是一种疏水的蛋白并且趋于不稳定。用 ProtScale 程序和 DNAMAN 软件对该多肽链进行亲水性分析（图 3-31），该多肽链有 35 个亲水氨基酸，43 个疏水氨基酸，说明该蛋白基本为疏水蛋白。在氨基酸组成方面，含量最多的是丝氨酸和亮氨酸均为 9.5%，其次是缬氨酸 8.0% 和谷氨酸 6.9%。

## 三、*CiF3H* 系统进化分析

为进一步了解 *CiF3H* 与其他物种该类基因之间的进化关系，将 CiF3H 的蛋

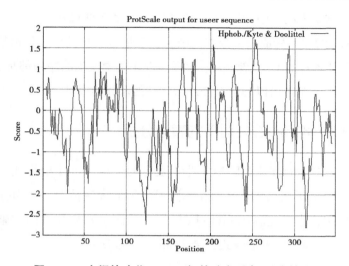

**图 3-31 中间锦鸡儿 CiF3H 氨基酸序列亲/疏水性分析**

**Fig. 3-31 Predicted hydropathy plot of the deduced amino acid sequence of CiF3H**

白序列与其他物种的 F3H 蛋白序列进行比对，并构建系统进化树（图 3-32）。

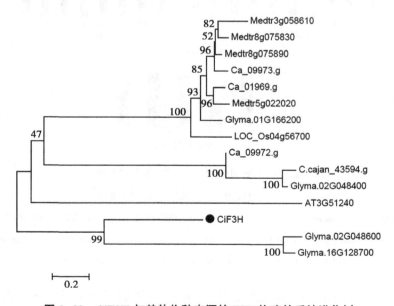

**图 3-32 CiF3H 与其他物种来源的 F3H 构建的系统进化树**

**Fig. 3-32 The phylogenetic tree constructed with CiF3H and this gene from other species**

进化分析结果表明，中间锦鸡儿的 CiF3H 与大豆的 F3H（Glyma. 02G048600 和 Glyma. 16G128700）构成一个分支，亲缘关系最近；与其他豆科植物，如蒺藜苜蓿、鹰嘴豆和木豆的 F3H 亲缘关系较远。进化树中使用的序列都是 NCBI 中注释为 *F3H* 的基因，基本可以确定 *CiF3H* 为该基因家族的成员。

## 四、*CiF3H* 基因胁迫处理下的表达分析

黄烷酮-3-羟化酶催化黄酮醇、花青素等的生成，可使植物抵御各种逆境的能力增强。为了研究 *CiF3H* 基因在不同逆境下的表达情况，从而分析其在不同逆境中的作用，本研究利用 qRT-PCR 技术检测了 *CiF3H* 基因在紫外、NaCl 和 ABA 等胁迫处理下的表达模式，结果如图 3-33 所示。

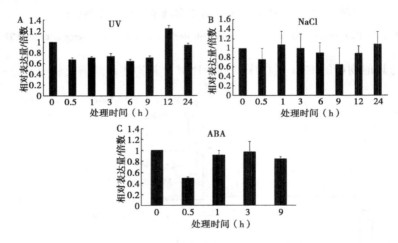

**图 3-33　不同胁迫处理下 *CiF3H* 基因的表达分析**

A：紫外处理；B：NaCl 处理；C：ABA 处理

**Fig. 3-33　Expression analysis of *CiF3H* under different stress conditions by qRT-PCR**

A：Expression analysis of *CiF3H* under UV treatment；B：Expression analysis of *CiF3H* under

NaCl treatment；C：Expression analysis of *CiF3H* under ABA treatment

检测结果表明，紫外照射处理时，*CiF3H* 基因的表达量呈现先降低后升高的趋势；NaCl 处理时，*CiF3H* 基因的表达量呈现先降低后升高，又降低再升高

的趋势；ABA 处理时，*CiF3H* 基因的表达量呈现先降低后升高的趋势。

## 五、*CiF3H* 基因的组织特异性分析

由于中间锦鸡儿为多年生灌木，在实验室很难获得其花和种子。本研究以植物培养室中生长 30 d 大的中间锦鸡儿的根、茎、叶，以及和林格尔县野生中间锦鸡儿植物的花和种子为材料，提取其 RNA，利用 qRT－PCR 技术检测 *CiF3H* 基因在不同组织部位的表达情况，结果如图 3－34 所示。

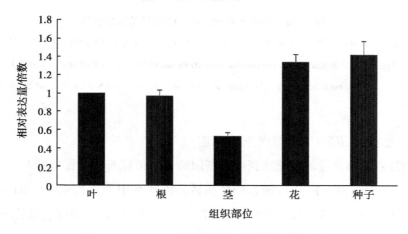

图 3－34　*CiF3H* 基因的组织特异性表达分析

Fig. 3－34　Expression analysis of *CiF3H* in different tissues by qRT－PCR

结果显示，*CiF3H* 基因在所有被检测的组织中都有不同程度的表达。在实验室种植的中间锦鸡儿幼苗中，*CiF3H* 基因在叶和根中表达量基本相同，茎中最少。采自野外的组织中，*CiF3H* 基因在种子中表达量相对较高，花中表达量低。

## 六、过表达 *CiF3H* 基因拟南芥的获得与鉴定

1. 过表达载体 pCanG－*CiF3H* 的构建

扩增 *CiF3H* 基因编码区，连接到 *pEASY*－Blunt Simple 克隆载体中，测序正

确后用 *Spe* Ⅰ 和 *Hind* Ⅲ 双酶切，连接到 pCanG-*HA* 表达克隆载体中。经双酶切鉴定，能够切出目的片段，表明载体构建成功（图 3-35）。

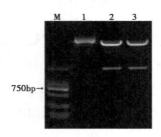

**图 3-35　重组质粒 pCanG-*CiF3H* 的酶切验证**

泳道 1：pCanG-*CiF3H* 质粒对照；泳道 2、3：pCanG-*CiF3H* 重组质粒被 *Spe* Ⅰ 和 *Hind* Ⅲ 双酶切

**Fig. 3-35　Restriction enzymatic digestion identification of pCanG-*CiF3H***

Lane 1：Vector control；Lane 2，3：Enzymatic digestion products with *Spe* Ⅰ and *Hind* Ⅲ of pCanG-*CiF3H*

## 2. 过表达 *CiF3H* 基因拟南芥的鉴定

通过农杆菌介导的浸花法获得转基因纯合体植株 6 株，提取转基因株系的总 RNA，利用 qRT-PCR 检测 *CiF3H* 在转基因株系中的表达水平（图 3-36），选取表达量较高的 3 个株系 OE-15、OE-23 和 OE-36 进行后续表型检测实验。

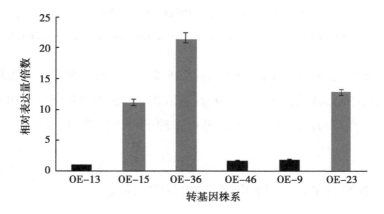

**图 3-36　转基因株系 *CiF3H* 表达水平检测**

**Fig. 3-36　The expression level of *CiF3H* in transgenic *Arabidopsis* by qRT-PCR**

### 3. 过表达 *CiF3H* 基因拟南芥总黄酮含量的变化

按照硝酸铝比色法的具体步骤绘制芦丁标准曲线（图 3-37A）。芦丁质量浓度 $X$ 和吸光值 $Y$ 的关系为：$Y = 1.081X - 0.004$，$R^2 = 0.999$，表明在芦丁浓度为 $0 \sim 0.96$ mg/mL 的范围内该标准曲线线性良好。按此方法进行转基因拟南芥总黄酮含量的测定，结果见图 3-37B。由于 3 个过表达株系种在不同钵子中，为了减少误差，本研究在每个过表达株系钵子中均种植了野生型，分别进行比较。结果表明，转基因株系总黄酮含量较野生型稍有提高。

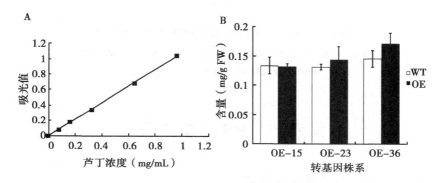

**图 3-37　野生型和转基因拟南芥总黄酮含量比较**

A：芦丁标准曲线；B：野生型和转基因拟南芥总黄酮含量

**Fig. 3-37　Comparison of total flavonoids content between wild type and transgenic *Arabidopsis***

A：Rutin standard curve；B：Content of total flavonoids of WT and transgenic *Arabidopsis*

### 4. 过表达 *CiF3H* 基因拟南芥花青素含量的变化

黄烷酮-3-羟化酶（F3H）催化黄烷酮类底物（柚皮素）羟基化生成二氢黄酮醇类化合物，调控代谢途径中黄酮醇和花青素的合成。本研究检测了 3 个过表达株系花青素的含量，结果见图 3-38。检测结果表明，转基因各株系花青素含量较野生型降低，说明在拟南芥中过表达 *CiF3H* 基因可能降低了其花青素的合成，使类黄酮合成途径转向其他支路。

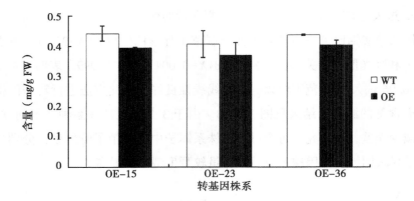

**图 3-38 野生型和转基因拟南芥花青素含量比较**

**Fig. 3-38 Comparison of anthocyanin content between wild type and transgenic *Arabidopsis***

## 第六节 RS 的功能研究

### 一、*CiRS* 基因的克隆与分析

从转录组数据库中筛选获得的 CDS 序列为 979 bp，经 NCBI 比对分析发现其 ORF 序列不完整，因此利用 RACE 技术克隆其缺失的 cDNA 序列。采用 3'-RACE 克隆得到 511 bp 的 3'-端 cDNA 序列（图 3-39A）。

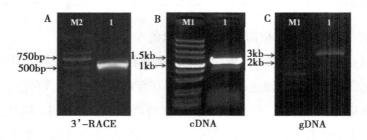

**图 3-39 *CiRS* 基因克隆以及电泳结果**

A：*CiRS* 3'-RACE；B：*CiRS* cDNA 扩增；C：*CiRS* gDNA 扩增

**Fig. 3-39 Results of gene cloning and gel electrophoresis of *CiRS***

A：*CiRS* 3'-RACE；B：*CiRS* cDNA；C：*CiRS* gDNA

经测序分析正确后，利用 Vector NTI10 将克隆到的 3'-RACE 序列片段同 CDS 序列片段进行拼接，得到 *CiRS* 基因的 cDNA 全长序列。以中间锦鸡儿的 cDNA 为模板，使用特异性引物：CiRS-F 和 CiRS-R 扩增其 cDNA 和 gDNA 序列（图 3-39B 和 C），连接到克隆载体验证后，确定拼接结果正确。

中间锦鸡儿 *CiRS* 基因的开放阅读框为 1 182 bp，编码 393 个氨基酸，有一个 965 bp 的内含子（图 3-40）。

```
1     ATGGCATACTTAGAGGAAATAAGAGAGGTGCAAAGAGCTCGAGGCCCTGCCCACCATACTA
      M  A  Y  L  E  E  I  R  E  V  Q  R  A  R  G  P  A  T  I  L
61    GCCATTGGTACCGCAAATCCTTCCAACTGTATTTACCAAGCTGACTTCACCGATTATTAC
      A  I  G  T  A  N  P  S  N  C  I  Y  Q  A  D  F  T  D  Y  Y
121   TTCCGAGTCACCAACAGCGACCCAATGACTAAACTCAAGGCCAAGTTGAAACGCATATgt
      F  R  V  T  N  S  D  H  M  T  K  L  K  A  K  L  K  R  I
181   aagcttactgggattattctatgtatttaattttttttttttgaatcatattctatgaatt
241   taattggtatgcattaatttgtaaaaacatttaattagaccaagcaatcaatcataaatca
301   tggtacgagtagtttttaaagtagtttgaataagagtaatacatttggggaaatgttattt
361   tgaaaccccaaaatgcacccattgacacctggttaatgacgtgcaaaaatttggtcaa
421   ttcagttcagtagatgtttaacgatgaatgcagcgacacctggttaatgacatgcgaaag
481   tttagttaattcagttcaatagatggttaatcagtggatggttaataaaataaatatttt
541   gttaatggatacaattcatcgttaaccctctattgaactgtattaactaaattttttgcac
601   gtcattaaccaagtatcactcagttgtcaatttttagatgtcaaaataacattactctat
661   atttttttatggtacgccaatttatgattggttatgatttgacagtataaaaatctattac
721   aatggctgtataacaattaaattttattctatctatagaacgcaattgtaatatataca
781   actaaaataaaagtttaaaatgtatttaatagtttttcttttgacggtgacaattaagatt
841   ttgtttcttataattagtacttaaggcattattaaataataaaacagccatctaaact
901   cgtatttaattttttattttttttttatcttccccttttgctttctaaaaaataaaagtgc
961   atgcatgccttctatatacatgatttcatgcatacgttaacaagcaaaaaatttatatat
1021  aaaagaaaaatctccattcatttgtcatgcatgtcattttttttatgccacaacaagaatt
1081  aaaagttatttttgattttcgaattctttaattagttgactactaatcttgaggtcctaaa
1141  cagGTGAGAACTCAATGATAAAGAAACGCCACGTACACCTAACAGAAGAAATCCTGAAAG
      C  E  N  S  M  I  K  K  R  H  V  H  L  T  E  E  I  L  K
1201  AGAACCCCAACATATGCACTTACAAGGAATCATCCCTTGACGCACGACAGACATGTTGA
      E  N  P  N  I  C  T  Y  K  E  S  S  L  D  A  R  Q  D  M  L
1261  TTGTGGAGGTACCAAAGTTAGGTGAAAAGCAGCATCAAAAAGCCATAGAGGAATGGGGCA
      I  V  E  V  P  K  L  G  E  K  A  A  S  K  A  I  E  E  W  G
1321  GACCCAAATCAGAGATCACTCATCTATATTCTGTTCCACTTCAGGTGTGACATGCCTG
      R  P  K  S  E  I  T  H  L  I  F  C  S  T  S  G  V  D  M  F
1381  GTGCTGACTATCAACTCATCAACCTCTTAGGCCTCAAACCATCCACCAAACGGTTCATGT
      G  A  D  Y  Q  L  I  N  L  L  G  L  K  P  S  T  K  R  F  M
1441  TATACCATCAGGGTTGTTTTGCTGGTGGCACCGTGCTTCGTCTCGCCAAAGATCTCGCTG
      Y  H  Q  G  C  F  A  G  G  T  V  L  R  L  A  K  D  L  A
1501  AGAATAACGCTGGTGCACGTGTTCTCGTAGTGTGTTCTGAGATCACTGTTGTTACATTTC
      E  N  N  A  G  A  R  V  L  V  V  C  S  E  I  T  V  V  T  F
1561  GTGGACCCTCAGAAACACACTTGGATTGCTTAGTGGGACAAGCGCTCTTTGGTGATGGTG
      R  G  P  S  E  T  H  L  D  C  L  V  G  Q  A  L  F  G  D  G
1621  CATCATCTGTGATCGTTGGATCTGACCCTGACACATCCATCGAACGACCACTGTTTCACC
      A  S  S  V  I  V  G  S  D  P  D  T  S  I  E  R  P  L  F  H
1681  TTGTTTCGGCTTCAGAGACAATTCTACCAAACTCTGAAGGTGCAATTGAGGGACACCTGC
      L  V  S  A  S  E  T  I  L  P  N  S  E  G  A  I  E  G  H  L
1741  GCGAGGCTGGACTCATGTTCAACTGAAGGAAAATGTTCCTCAGTTGATTGGTGAGAACA
      R  E  A  G  L  M  F  Q  L  K  E  N  V  P  Q  L  I  G  E  N
1801  TAGAGAAAAGCCTTGAAGAAATGTTTCACCCACTTGGAATCAGTGATTGGAACTCGTTGT
      I  E  K  S  L  E  E  M  F  H  P  L  G  I  S  D  W  N  S  L
1861  TTTGGATAAGTCACCCTGGTGGCCCTGCAATATTGAAGCGAATAGAAGAAACAGCTGGGT
      F  W  I  S  H  P  G  G  P  A  I  L  K  R  I  E  E  T  A  G
1921  TGAATCCGGAGAAACTAAAAGCAACTAAACATGTTCTGAGTGAGTATGGGAACATGTCGA
      L  N  P  E  K  L  K  A  T  K  H  V  L  S  E  Y  G  N  M  S
1981  GTGCGTGTGTCCTTTTTATACTGGATGAGATGAGAAAGAGGTCCATGGAGGAAGGGAAAT
      S  A  C  V  L  F  I  L  D  E  M  R  K  R  S  M  E  E  G  K
2041  CCACAACCGGTGAAGGATTGAATTGGGGTGTTTTATTTGGATTTGGTTGCTGGCTTGGACCA
      S  T  T  G  E  G  L  N  W  G  V  L  F  G  F  G  P  G  L  T
2101  TGGAAACTATTGCTTTGCATAGCGCCAACATAGACGGCTAC
      M  E  T  I  A  L  H  S  A  N  I  D  T  G  *
```

**图 3-40 *CiRS* 基因 DNA 全长及氨基酸序列**

小写字母表示内含子。

**Fig. 3-40 The full-length DNA and protein sequence of *CiRS***

The lowercase letters indicate the intron.

将 *CiRS* 基因的 ORF 序列翻译成氨基酸序列在 NCBI 上比对，结果显示，

CiRS 与相思豆的 Chalcone synthase-like（GenBank：XP_ 027339533.1）和蒺藜苜蓿的 Stilbene synthase 4（GenBank：XP_ 013461326.1）一致性最高，分别达到 88% 和 87%。对 CiRS 蛋白序列的结构域进行比对，表明 CiRS 具有典型的 CHS 基因家族结构域。

## 二、CiCHS 和 CiRS 蛋白的系统进化分析

为了进一步了解 CiCHS 和 CiRS 之间的进化关系，同时比较与其他物种这两个基因在进化过程中的关系，将 CiCHS 和 CiRS 蛋白序列与拟南芥（*Arabidopsis thaliana*）、鹰嘴豆（*Cicer arietinum*）、大豆（*Glycine max*）、蒺藜苜蓿（*Medicago truncatula*）、百脉根（*Lotus japonicas*）和相思子（*Abrus precatorius*）中相似度最高的 CHS 和 RS 蛋白序列以及葡萄（*Vitis vinifera*）的 RS 序列构建了进化树（图 3-41）。不同物种的 CHS 和 RS 基因序列分别从 NCBI 数据库、TAIR 数据库和植物基因组数据库中获得，并在 NCBI 数据库中进行 Blast 比对，筛选出具有查尔酮合酶超基因家族典型保守结构域的序列。使用 Primer 5.0 软件将筛选出的基因 ORF 序列翻译成蛋白序列。利用 Mega 6.0 软件，采用 Neighbour-Joining 算法构建系统进化树，Bootstrap 值设为 1 000 次。

由于葡萄中的白藜芦醇合酶是被研究的最多、最清楚的，因此将葡萄中已报道的白藜芦醇合酶序列一起进行进化分析。进化树中葡萄的三个白藜芦醇合酶（Vitis vinifera Vst3、Vitis vinifera Vst1 和 Vitis vinifera Vst6）明显聚于一支，而且与豆科不同种类植物的 CHS 和 CHS-like 基因分别聚于不同大类，距离较远。中间锦鸡儿的 CiCHS 和百脉根的 LJ1G052900 聚在一支，与蒺藜苜蓿的 Medtr7g084300.1 和鹰嘴豆的 Ca 08294.g 距离也很近。中间锦鸡儿的 CiRS 和蒺藜苜蓿的 Medtr3g088675.1 及相思子的 ApCHS（XP_ 027339533.1）距离较近。但 CiCHS 和 CiRS 分别聚于距离较远的两大支，说明其功能差别可能比较大，进一步验证了本实验的研究结果。进化树中使用的序列都是 NCBI 中注释为 Chalcone synthase 或 Chalcone synthase-like 的基因，即查尔酮合酶超基因家族的成员，因此可以确定 CiCHS 和 CiRS 均为该基因家族的成员。

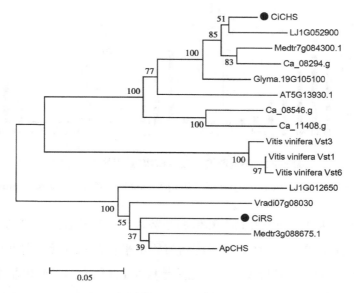

**图 3-41 CiCHS 和 CiRS 与其他物种来源的 CHS 和 RS 构建的系统进化树**

**Fig. 3-41 The phylogenetic tree constructed with CiCHS，**

**CiRS and these two genes from other species**

## 三、CiRS 基因胁迫处理的表达分析

白藜芦醇合酶是白藜芦醇生物合成中唯一必需的酶，其产物白藜芦醇是植物在受到紫外、机械损伤、盐和激素等非生物胁迫时产生的一种植物抗毒素，在植物抵抗非生物胁迫过程中起着重要的作用。为了研究 CiRS 基因是否受到非生物胁迫处理的诱导，从而分析其在不同胁迫响应中的作用，本研究利用实时荧光定量 PCR 技术检测了中间锦鸡儿 CiRS 基因在干旱胁迫（12 d）、紫外（UV）照射（12 h）和 200 mmol NaCl（48 h）等处理下的表达模式，结果如图 3-42 所示。

检测结果表明，在干旱处理下（图 3-42A），CiRS 基因在 3 d 时表达量略有上升，但从 6 d 开始呈现逐步下降的趋势，并且其表达量逐渐低于 0 h 的水平，在复水 2 d（re 2d）时保持在 0 h 的 1/10 左右；在 NaCl 处理下（图 3-42B），

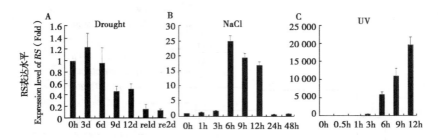

图 3-42　不同胁迫处理下 *CiRS* 基因的表达分析

Fig. 3-42　Expression analysis of *CiRS* gene under different stress conditions

*CiRS* 基因的表达量呈现先升高后降低的趋势，在 6 h 时表达量最高，达到 0 h 时的 25 倍左右，在 24 h 时基本回落到初始水平；在紫外照射处理下（图 3-42C），*CiRS* 基因表达量持续上升，尤其是从 6 h 开始表达量变化非常明显，到处理 12 h 时达到 20 000 倍左右。说明 *CiRS* 基因在受到干旱和 NaCl 胁迫时表达模式基本一致，在开始受到胁迫影响的时候，表达量升高，大量生成白藜芦醇以帮助机体抵抗胁迫的影响；但随着胁迫压力的增加，其表达量开始降低，可能其产物水平已经达到一定量并不再大量增加，此时机体也可能已经启动了其他的胁迫响应机制。分析 *CiRS* 基因在受到紫外照射处理下的表达模式发现其对紫外处理的响应非常强烈，并且随着紫外照射处理时间的增加，其表达量呈现迅速增加的模式，说明 *CiRS* 基因相关的胁迫响应机制可能是中间锦鸡儿对抗紫外胁迫的重要方式。

## 四、过表达 *CiRS* 基因拟南芥的获得与鉴定

### 1. 过表达载体 pCanG-*CiRS* 的构建

使用含有酶切位点的特异引物 CiRS-F 和 CiRS-R 对 *CiRS* 基因编码区进行扩增，回收目的片段插入克隆载体中，将测序验证正确后的序列使用内切酶 *Sal* I 和 *Spe* I 进行双酶切，回收酶切产物。使用相应的内切酶线性化植物表达空载体质粒 pCanG-*HA*，用 T4 DNA 连接酶将回收的目的片段连入已酶切的由

CaMV 35S 启动子驱动的植物表达载体 pCanG-*HA* 中，然后对植物过表达载体重组质粒 pCanG-*CiRS* 进行菌落 PCR 及双酶切验证，过表达载体的酶切验证结果见图 3-43，验证结果表明过表达载体构建成功。

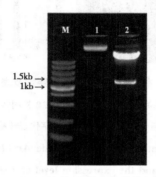

**图 3-43 *CiRS* 植物过表达载体酶切鉴定**

泳道 1：空载体对照；泳道 2：pCanG-*CiRS* 被 *Sal* I 和 *Spe* I 双酶切产物

**Fig. 3-43 Restriction enzymatic digestion identification of *CiRS* overexpression vector**

Lane 1：Vector control；Lane 2：Enzymatic digestion products with *Sal* I and *Spe* I of pCanG-*CiRS*

### 2. 过表达 *CiRS* 基因拟南芥的鉴定

将植物过表达载体质粒 pCanG-*CiRS* 利用电击转化法转入农杆菌中，利用农杆菌介导的浸花法转化野生型拟南芥。用含有卡那霉素抗性的 1/2 MS 培养基筛选转基因拟南芥，得到 T3 代转基因阳性植株纯合体 8 个株系。采用 Trizol 法提取转基因拟南芥的总 RNA 并反转录成 cDNA，利用特异性引物 CiRS-F 和 CiRS-R 进行 RT-PCR 鉴定，结果如图 3-44A 所示。以野生型拟南芥 cDNA 做阴性对照没有扩增出目的条带，各转基因株系中均扩增出目的条带，表明 *CiRS* 基因在各转基因株系中均有表达。

利用实时荧光定量 PCR 技术检测 *CiRS* 基因在转基因拟南芥中的表达水平，数据采用 $2^{-\Delta CT}$ 法进行计算，结果如图 3-44B 所示。*CiRS* 基因在转基因拟南芥各株系中均有表达，但表达水平各不相同，将 OE-1、OE-16 和 OE-17 这 3 个 *CiRS* 基因表达量相对较高的转基因株系用于后续的特征检测实验分析。

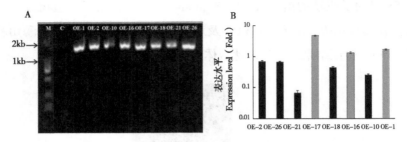

**图 3-44　转 *CiRS* 基因拟南芥鉴定及表达水平检测**

A：转 *CiRS* 基因拟南芥 PCR 鉴定；B：qRT-PCR 检测转基因株系中 *CiRS* 表达量；

C-：阴性对照（拟南芥 cDNA）；数字代表转基因株系的编号。

**Fig. 3-44　Identification of transgenic *Arabidopsis* with *CiRS***

**and the expression level of *CiRS***

A：PCR identification of transgenic plants with *CiRS*；B：Detection of *CiRS* expression level

in transgenic plants with qRT-PCR；C-：Negative control（WT cDNA）；The numbers represent

the number of transgenic plants.

## 五、过表达 *CiRS* 基因拟南芥 *AtCHS* 表达量的变化

外源基因转化植物时可能引起内源同源基因表达量的降低或不表达，同时外源基因的表达量也会受到影响，这一现象称为共抑制或转录后基因沉默。已有大量研究表明转 *CHS* 基因极易引起基因的共抑制现象，从而使内源 *CHS* 基因的表达量降低或不表达。由于 *RS* 基因和 *CHS* 基因同属于查尔酮合酶超基因家族，并且这两类基因的相似性非常高，往往只需改变几个氨基酸就可使其催化活性发生改变，并且其催化底物相似，因此很有可能引发两类基因之间的共抑制现象。本研究克隆到的 *CiCHS* 基因和 *CiRS* 基因的相似度较高，为 87%。基于此，本研究对转 *CiRS* 基因拟南芥的内源 *AtCHS* 基因表达量进行了检测。提取 *CiRS* 基因表达量较高的 3 个转基因株系的 RNA 并反转录成 cDNA，利用 qRT-PCR 技术检测了 *AtCHS* 基因在过表达株系中的表达量（图 3-45）。

结果显示，3 个过表达株系中 *AtCHS* 基因的表达量均降低到野生型的 1% 水平，说明 *CiRS* 在拟南芥中的表达抑制了拟南芥自身 *AtCHS* 基因的表达，使其

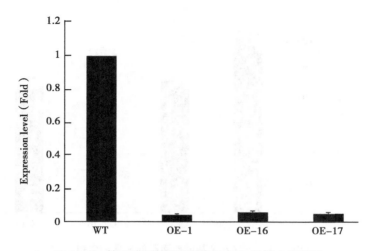

**图 3-45 转 *CiRS* 基因拟南芥 *AtCHS* 表达水平检测**

**Fig. 3-45 Expression analysis of *AtCHS* in transgenic *Arabidopsis***

表达水平下降。此结果也进一步说明 *CiRS* 基因和 *CiCHS* 基因结构上的相似性，因此，当 *CiRS* 基因在拟南芥中过表达后可能被识别为 *CHS* 基因，从而引起自身同源基因表达量的降低。

## 六、过表达 *CiRS* 基因拟南芥总黄酮含量的变化

按照硝酸铝比色法的具体步骤进行过表达 *CiRS* 基因拟南芥总黄酮含量的测定，根据芦丁标准曲线进行样品中总黄酮含量的计算，并与野生型拟南芥的检测结果进行比较分析，结果见图 3-46。

结果表明，转基因拟南芥各株系总黄酮的含量均低于野生型，且达到极显著水平，说明过表达 *CiRS* 会使转基因拟南芥中总黄酮含量明显降低。基于此，我们分析了引起转基因拟南芥总黄酮含量降低的原因。如果该基因是查尔酮合酶，其过表达株系应该像 *CiCHS* 基因一样，总黄酮含量应该是增加的。但检测结果表明过表达株系的总黄酮含量明显降低，因此，我们推测可能的原因是转基因拟南芥中可生成类黄酮类化合物的底物的量减少了或者底物的量没有变化但生成了其他非类黄酮类代谢产物。在对序列进行分析和文献检索的基础上，

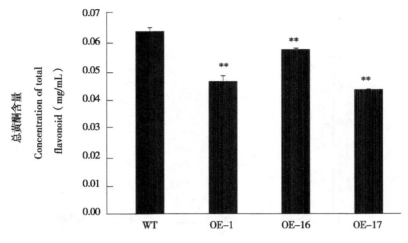

**图 3-46 转 *CiRS* 基因拟南芥的总黄酮含量**

** 表示差异极显著（*P*<0.01）。

**Fig. 3-46  Concentration of total flavonoids of transgenic *Arabidopsis***

** indicates significant difference among samples at 0.01 level.

我们认为该基因可能是芪合酶，因此转基因拟南芥中生成了芪类化合物，使转基因植物中生成类黄酮类物质的底物量减少了，从而引起总黄酮含量的降低。

## 七、过表达 *CiRS* 基因拟南芥白藜芦醇含量的检测

芪合酶（STS）分为两类：一类是松属中的赤松素合成酶，另外一类是其他植物中的白藜芦醇合成酶，白藜芦醇合成酶的产物为白藜芦醇。有研究报道称中间锦鸡儿含有芪类化合物，为了进一步证实 *CiRS* 基因的功能，本研究检测了转该基因拟南芥的白藜芦醇含量。白藜芦醇标准样品及转基因拟南芥各株系的高效液相色谱检测结果见图 3-47A 和 B。

由白藜芦醇标准样品和转基因拟南芥各株系的 HPLC 分析结果可以看出，在此色谱分析条件下分离的白藜芦醇峰形尖锐，无拖尾，与其他色谱峰明显分开。在此条件下绘制的标准曲线为：$Y = 1.2768 \times 10^{-4} X + 15.3663$，$R^2 = 0.999$。在白藜芦醇浓度为 0~400 μg/mL 的范围内该标准曲线线性良好（图 3-48）。利用峰面积法计算拟南芥不同株系中白藜芦醇的含量，结果见表 3-4。由计算

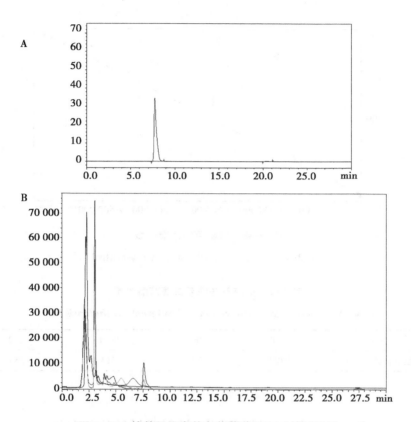

**图 3-47 转基因拟南芥白藜芦醇 HPLC 检测结果**

A：白藜芦醇标样；B：拟南芥各株系为 WT，黑色线；OE-1，绿色线；OE-16，红色线；OE-17，蓝色线

**Fig. 3-47 The resveratrol HPLC map of transgenic *Arabidopsis***

A：The resveratrol standard sample HPLC map；B：The resveratrol HPLC map of transgenic *Arabidopsis* lines

WT：black line，OE-1：green line，OE-16：red line，OE-17：blue line

结果可知，转基因拟南芥均有白藜芦醇生成，并且其含量均较高。说明 *CiRS* 基因异源表达后使转基因拟南芥中合成了白藜芦醇，因此其总黄酮含量减少的原因应该是底物有部分生成了白藜芦醇。由此也可以确定该基因确实为白藜芦醇合成酶基因。

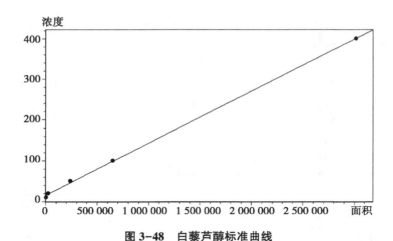

图 3-48　白藜芦醇标准曲线

**Fig. 3-48　The standard curve of resveratrol**

表 3-4　拟南芥各株系白藜芦醇含量

**Table 3-4　The resveratrol content of different *Arabidopsis* lines**

| 株系名 | WT | OE-1 | OE-16 | OE-17 |
|---|---|---|---|---|
| 含量（μg/g FW） | 未检出 | 329 | 313 | 335 |

## 八、过表达 *CiRS* 基因增强了拟南芥对紫外线的耐受性

据报道，紫外等非生物胁迫处理会增加植物中白藜芦醇、类黄酮等次级代谢产物的积累，从而降低由这些非生物胁迫引起的植物损伤。因此，本研究对转基因拟南芥进行了紫外照射处理，研究其对植物的影响。通过对紫外处理前后拟南芥中丙二醛含量进行检测（图 3-49），分析了过表达 *CiRS* 基因对拟南芥氧化胁迫耐受能力的影响。

分析检测结果可以得出，未经紫外照射处理的野生型和转基因拟南芥中 MDA 含量没有明显差别，说明在植物的正常生长过程中，过表达 *CiRS* 基因对于植物的膜脂氧化损伤程度没有太大影响。经紫外照射处理后，野生型和转基因拟南芥中 MDA 含量均增加，但转基因株系的含量均低于野生型，并且转基

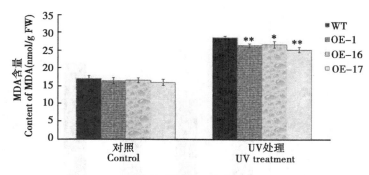

**图 3-49　紫外处理前后拟南芥的 MDA 含量**

＊表示差异显著（$P<0.05$）；＊＊表示差异极显著（$P<0.01$）。

**Fig. 3-49　The content of MDA in different _Arabidopsis_ lines**

＊ indicates significant difference among samples at 0.05 level；

＊＊ indicates significant difference at 0.01 level.

因株系与野生型的差异显著（其中 OE-16 与 WT 差异达到显著水平，OE-1 和 OE-17 与 WT 差异达到极显著水平）。说明在拟南芥中过表达 _CiRS_ 基因减少了紫外胁迫处理后拟南芥体内 MDA 的生成量，从而说明其膜脂氧化损伤在一定程度上得到了降低，保护植物免受伤害，因此，对于植物由于紫外胁迫引起的损伤起重要的抵抗作用。

## 九、过表达 _CiRS_ 基因增强了拟南芥的体外抗氧化活性

白藜芦醇（Res）是天然芪类化合物的代表性物质，是一种含有芪类结构的非黄酮类多酚化合物。因具有多酚结构，因此其清除自由基和抑制由自由基引起的氧化损伤的能力非常强。对于植物来讲，清除自由基能力的提高有助于增加其对自然界的胁迫抗性。本研究对转基因拟南芥的 DPPH 自由基清除率进行了测定，分析其体外抗氧化能力。根据前述测定步骤进行转基因拟南芥 DPPH 自由基的清除率实验，结果见图 3-50。

DPPH 自由基清除率实验结果显示，三个转基因株系的 DPPH 自由基清除能力均高于野生型，其中 OE-17 的自由基清除能力最高，与 WT 有明显差异。说明

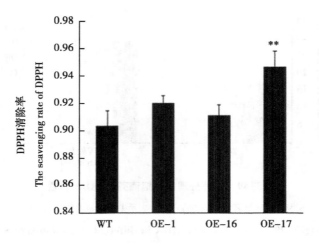

**图 3-50 拟南芥各株系 DPPH 自由基的清除率**

** 表示差异极显著（$P<0.01$）。

**Fig. 3-50 The scavenging rate of DPPH radical of different *Arabidopsis* lines**

** indicates significant difference among samples at 0.01 level.

*CiRS* 基因异源表达后增加了拟南芥清除 DPPH 自由基的能力，且清除能力与基因表达水平相关；这也意味着转基因拟南芥的体外抗氧化能力得到了增加。

# 附　录

| 引物用途 | 引物名称 | 引物序列（5'-3'） |
|---|---|---|
| *CkC3H* 中间片段克隆 | C3H1-1 | GTNATGGATGAGCAAGGAGTRGA |
| | C3H1-2 | GTGGGDGGTTGKGGTRATT |
| 3'-RACE | C3H-3'-OU | AGCATACACAGGCACGCAAG |
| | C3H -3'-IN | TGGGATGGACACAACAGCAA |
| 5'-RACE | C3H -5'-OU | CACCACCAGATTGCTTGCGT |
| | C3H -5'-IN | GCTTGCGTGCCTGTGTATGCTCTTCCA |
| *CkC3H* 特异引物 | C3H-OVER-1 | GGCggatccCGCTTCAGTTACAACCTCT |
| | C3H-OVER-2 | GGCgtcgacGGTAGAAATAACCCCACAA |
| *ref8* 突变体鉴定 | ref8-1 | GACACGACAGCGATAACA |
| | ref8-2 | AACAACAACAAGAGCATGAG |
| *CkC3H* 启动子克隆 | C3H-SP1 | GGGTCCATAACTCTGTGCCCACTC |
| | C3H-SP2 | TTTTATGTCGTAGAGGTTTCCCACCA |
| | C3H-SP3 | AAAGGGTGATGAGTGAGAGGGGAA |
| *CkF5H* 中间片段克隆 | F5H1-1 | CACTACGGNCCBTTYTGG |
| | F5H1-3 | GTYTCCGTYCCNCCRAACAT |
| | F5H2-1 | VACBTACGACCGNGCBGACA |
| | F5H2-2 | CCARDGGDATYGGWGGGTG |
| 3'-RACE | F5H-3'-IN | GGGGCGTTGGACGGTTTTAT |
| | F5H-3'-OU | TTGTTCCGTATTTGGGTTGG |

（续表）

| 引物用途 | 引物名称 | 引物序列（5'-3'） |
|---|---|---|
| 5'-RACE | F5H-5'-IN | CTAGACCCAAAAGCAGCACG |
| | F5H-5'-OU | TCCAACCCAAATACGGAACA |
| CkF5H 特异引物 | F5H1-1-ov | GCCggtaccATGATCCACAACATGGATTT |
| | F5H1-2-ov | GCCtctagaCACGCTTAGTGGGAACAG |
| | F5H-SP1 | TTTGATAAGTTTGCTAAGCCCCTGTG |
| | F5H-SP2 | GTCCTGGTGGATATGGTGCTCTTCTT |
| CkF5H 启动子克隆 | F5H-SP3 | AGCAGCAGTAAAATCAGTGGGATAATCA |
| | F5H-SP1-2 | TGTAGAGGGAAGCACTTACGGTTTGA |
| | F5H-SP2-2 | GCGTGCAGTAATGGAATTGAACAGAC |
| | F5H-SP3-2 | CATGTCGATGTCGCCTTTCAGTTCTA |
| CkCOMT 中间片段克隆 | COMT2-1 | AARGTVCTCATGGARAGCTGGTA |
| | COMT2-2 | TCRTGRCAWATCCACTTC |
| 3'-RACE | COMT-3'-OU | CAACAAGGGGATGTCTGATC |
| | COMT-3'-IN | CTCTGGTTGATGTAGGTGGT |
| 5'-RACE | COMT-5'-OU | GTTCCACCACCTACATCAACCAGA |
| | COMT-5'-IN | TGGTAGAGTGATCAGACATCCCCTTG |
| CkCOMT 特异引物 | COMT-OVER-1 | GGCggatccAAATGGGTAGCCTTGAATC |
| | COMT-OVER-2 | GGCgtcgacACGAGAACATAGTAGTTGGGT |
| CkCCR 中间片段克隆 | CCR1-1 | TSWTYCACACNGCYTCTC |
| | CCR1-2 | CYAATGCMACRTCCYTMAC |
| | CCR2-1 | TYNATGGYTGYGAYGGCG |
| | CCR2-2 | ARCAYTTGGTVGGAAKWGGRTA |
| 3'-RACE | CCR-3'-IN | TACAACCCACCATCAATGCCAG |
| | CCR-3'-OU | GGATATGGCAGAAGAGAAAGGG |
| 5'-RACE | CCR-5'-IN | ACACTCCTGCTGGGGTCCATATA |
| | CCR-5'-OU | ACCAAATCCACCCCTTTCTCTT |

（续表）

| 引物用途 | 引物名称 | 引物序列（5'-3'） |
|---|---|---|
| *CkCCR* 特异引物 | CCR-OV-1 | GCG GATCCG AAGGAATATGCCTGCTGC |
| | CCR-OV-2 | GCG TCGACT TCCCTAACATGAGCCCAG |
| | F-CkCCR-rt | AAGCCTTCTGCCTCTGGT |
| | R-CkCCR-rt | TCTCGGATTCTTTTCGTCT |
| *CiCCR* 特异引物 | F-CiCCR2-oe | gtcgacATGGCACCTTCTTCGACAT |
| | R-CiCCR2-oe | gagctcGAACAGCTAAGGTTATTGCCC |
| | F-CiCCR3-oe | gtcgacATGGCAACAAGTGGGGAAGG |
| | R-CiCCR3-oe | actagtAACATTGGCAAGTCCAGTCTGTG |
| Q-PCR 引物 | F-CiCCR2-q | CTGTCGCAAATTCAAGTTATGGC |
| | R-CiCCR2-q | CAGCAGCTCCTCTCAAGTAAGGGT |
| | F-CiCCR3-q | AAACACAGGCCACTGGAGGAA |
| | R-CiCCR3-q | TGACATTTATTTTGAATCGAAGAGACC |
| *CkHCT* 中间片段克隆 | HCT1-1 | TBGTGGTNCCNAATTTCCA |
| | HCT1-2 | CAYATTTYAAATGTGGAGG |
| | HCT1-3 | CCAACCAAARTCWGCATC |
| 3'-RACE | HCT-3'-OU | GGCTTAGATGTTTCCGTCCCA |
| | HCT-3'-IN | AAAACCAGGCTCAGACACGG |
| 5'-RACE | HCT-5'-OU | CACATGACCAGCCAACATCTCATA |
| | HCT-5'-IN | GAGACTGCTGCTGCCGTGTC |
| *CkHCT* 特异引物 | HCT-F | CTCTCATCCTCCTTGTTCTCTTCT |
| | HCT-R | CTCGGTCATTTTGGGTTCTTC |
| Q-PCR 引物 | CkEF1α-F | CAAAAAGTCCCCTCGTTGTCTC |
| Q-PCR 引物 | CkEF1α-R | AGCAATCGTTCTTCCTAATGATCTAA |
| Q-PCR 引物 | AtEF1α-F | AGAAGGGTGCCAAATGATGAG |
| Q-PCR 引物 | AtEF1α-R | GGAGGGAGAGAGAAAGTCACAGA |

注：引物中标有下划线的小写字母为酶切位点序列。

## 附表 2  引物序列及用途

### Supplemental Table 2  Primer's sequence and their application

| 引物用途 | 引物名称 | 引物序列（5'-3'） |
|---|---|---|
| 简并引物 | CHS-D-5' | YCCTGAYTWYTAYTTCMGMATCAC |
| 简并引物 | CHS-D-3' | CRCAWGCRAGKGACATGTTVCCAT |
| 3'-RACE | CHS-3'-R | ACTGGAACTCGATCTTTTGGGTTGCG |
| 5'-RACE | CHS-5'-R | GGTGAGTTGGTAATCTGCACCAGGCA |
| *CiCHS* 特异引物 | CiCHS-F | CGCCTCCCTCGTCGAATGGTGACCGTAGAGGAGATC |
| *CiCHS* 特异引物 | CiCHS-R | TAGTGGATCCGTCGATTCTATCAAACTCAAGCCTGC |
| Q-PCR 引物 | CiCHS-qF | CGCAGACTATTCTCCCCGATTC |
| Q-PCR 引物 | CiCHS-qR | CCTCCACCAAACTCTTCTCAATGT |
| Q-PCR 引物 | AtCHS-qF | GGTGCCATAGACGGACATT |
| Q-PCR 引物 | AtCHS-qR | TCCATACTCGCTCAACACG |
| 简并引物 | CiCHI-D-5' | ATTTCCTYGGYGGDGCAG |
| 简并引物 | CiCHI-D-3' | CAGGAWKYTCKCCRATCATVGTGTC |
| 5'-RACE | CiCHI-R-5' | CCCCTCAATCAGCAACCCTCTCTCC |
| 3'-RACE | CiCHI-R-3' | ACTTTCCACCGGGTGCCTCTGTTTT |
| *CiCHI* 特异引物 | CiCHI-F-5' | CGCCTCCCTCGTCGAAATGGCGGCAGCACCATCC |
| *CiCHI* 特异引物 | CiCHI-F-3' | TAGTGGATCCGTCGACCGGCCATCGATCATCAGTTAC |
| Q-PCR 引物 | CiCHI-Q-5' | GTTGGGACTTATGGCGATGC |
| Q-PCR 引物 | CiCHI-Q-3' | CTCCTTTTCTGGTATGCTCGTATC |
| 3'-RACE | CiCHIL3'-RACE 外 | GGAGAATTGTATTGTGGGGT |
| 3'-RACE | CiCHIL3'-RACE 内 | GTGGGATTTAGAGAGAAGGGT |
| *CiCHIL* 特异引物 | CiCHIL 正 | GCGTCGACATGGCTAGTGAAACGGTGATG |
| *CiCHIL* 特异引物 | CiCHIL 反 | CTGATCATCACTTGGACAATTCCTCCG |
| Q-PCR 引物 | CiCHIL QRT 正 | TCAGGTTGAGACTGCTGTGAGG |
| Q-PCR 引物 | CiCHIL QRT 反 | TGGACAATTCCTCCGAGAGAGT |
| *CiCHIL* 启动子克隆 | CiCHIL- SP1 | AAATGCTGCAGCCTCCCTCTCACCC |
| *CiCHIL* 启动子克隆 | CiCHIL- SP2 | AATACCAGAAATGTGCCCTCCCGTG |
| *CiCHIL* 启动子克隆 | CiCHIL- SP3 | TGAGCTGGCAGGTTGTAGTCTCTGT |

（续表）

| 引物用途 | 引物名称 | 引物序列（5'-3'） |
|---|---|---|
| 5'-RACE | CiF3H-R-5' | CAGTGGGGACAGTGGTGGAGATG |
| 3'-RACE | CiF3H-R-3' | ATCACGGCTCCATAACACTGCTTCT |
| *CiF3H* 特异引物 | CiF3H -F-5' | CGCCTCCCTCGTCGAAATGAGTCTTGACCAACAAGGAGTG |
| *CiF3H* 特异引物 | CiF3H-F-3' | TAGTGGATCCGTCGACTTAAACCCCTCAAATCTGTGG |
| Q-PCR 引物 | CiF3H-Q-5' | ACGGCTCCATAACACTGCTTCT |
| Q-PCR 引物 | CiF3H -Q-3' | TCAACAAAAGGAACAGGAACCC |
| 3'-RACE | RS-3'-R-Ou | TCGTTGGATCTGACCCTGAC |
| 3'-RACE | RS-3'-R-In | AAGCGAATAGAAGAAACAGC |
| *CiRS* 特异引物 | CiRS-F | gtcgacATGGCATACTTAGAGGAAATAAGAG |
| *CiRS* 特异引物 | CiRS-R | actagtCTAGTAGCCCGTGTCTATGTTGGCG |
| Q-PCR 引物 | CiRS-qF | TGTCGAGTGCGTGTGTCCTTTT |
| Q-PCR 引物 | CiRS-qR | CAAGCCAGGACCAAATCCAAATA |
| Q-PCR 引物 | CkEF1α-F | CAAAAAGTCCCCTCGTTGTCTC |
| Q-PCR 引物 | CkEF1α-R | AGCAATCGTTCTTCCTAATGATCTAA |
| Q-PCR 引物 | AtEF1α-F | AGAAGGGTGCCAAATGATGAG |
| Q-PCR 引物 | AtEF1α-R | GGAGGGAGAGAGAAAGTCACAGA |

# 参考文献

高丽君，崔建华，刘凤云，等. 2004. 植物次生代谢物的应用和开发 [J]. 生物学通报，39（7）：15-17.

李波，梁颖，柴友荣. 2006. 植物肉桂酰辅酶 A 还原酶（CCR）基因的研究进展 [J]. 分子植物育种，4（3）：55-65.

李莉，赵越，马君兰. 2007. 苯丙氨酸代谢途径关键酶：PAL、C4H、4CL 研究新进展 [J]. 生物信息学，5（4）：187-189.

李胜，李唯. 2007. 植物组织培养原理与技术 [M]. 北京：化学工业出版社.

孥彦，周晓东，楼浙辉，等. 2012. 植物次生代谢产物及影响其积累的因素研究综述 [J]. 江西林业科技（3）：54-60.

万东莉. 2012. *CBP*60*g* 正调控拟南芥对丁香假单胞菌、脱落酸和干旱的响应 [D]. 呼和浩特：内蒙古农业大学.

王雪霞，薛永常，赵文超. 2008. 木质素生物合成中 C3H/HCT 的研究进展 [J]. 生命的化学（5）：650-653.

杨飞芸，刘坤，崔爽，等. 2018. 转 *CiCHS* 基因拟南芥的黄酮代谢及抗氧化能力分析 [J]. 西北植物学报，38（3）：393-400.

杨飞芸，武燕燕，崔爽，等. 2017. 异源表达 *CiRS* 基因通过生成白藜芦醇增强拟南芥的抗氧化能力 [J]. 中国生物工程杂志，37（12）：27-33.

杨杞，张涛，王颖，等. 2013. 干旱胁迫下柠条锦鸡儿叶片 SSH 文库构建及 *ckwrky1* 基因克隆 [J]. 林业科学，49（7）：62-68.

张宽朝，金青，蔡永萍，等. 2008. 苯丙氨酸解氨酶与其在重要次生代谢产物调控中的作用研究进展 [J]. 中国农学通报，24（12）：59-62.

张烨. 2011. 柠条锦鸡儿咖啡酰辅酶 AO-甲基转移酶基因 cDNA 和 gDNA 全长克隆及生物信息学分析 [D]. 呼和浩特：内蒙古农业大学.

Abdulrazzak N, Pollet B, Ehlthing J, et al. 2006. A coumaroyl-ester-3-hydroxylase insertion mutant reveals the existence of nonredundant meta-hydroxylation pathways and essential roles for phenolic precursors in cell expansion and plant growth [J]. Plant Physiology, 140 (1)：30-48.

Abe I, Morita H. 2010. Structure and function of the chalcone synthase superfamily of plant type III polyketide synthases [J]. Natural Product Reports, 27 (6)：809-838.

Andy G, Prescott P J. 1996. Dioxygenases：Molecular structure and role in plant metabolism [J]. Annual Review of Plant Physiology and Plant Molecular Biology, 47：245-271.

Arnold K, Bordoli L, Kopp J, et al. 2006. The SWISS-MODEL workspace：a web-based environment for protein structure homology modelling [J]. Bioinformatics, 22 (2)：195-201.

Asem I D, Imotomba R K, Mazumder P B, et al. 2015. Anthocyanin content in the black scented rice (Chakhao)：its impact on human health and plant defense [J]. Symbiosis, 66 (1)：47-54.

Austin M B, Noel J P. 2003. The chalcone synthase superfamily of type III polyketide synthases [J]. Natural Product Reports, 20 (1)：79-110.

Bell-lelong D A, Cusumano J C, Meyer K, et al. 1997. Cinnamate-4-hydroxylase expression in Arabidopsis (regulation in response to development and the environment) [J]. Plant Physiology, 113 (3)：729-738.

Besseau S, Hoffmann L, Geoffroy P, et al. 2007. Flavonoid accumulation in Arabidopsis repressed in lignin synthesis affects auxin transport and plant growth [J]. The Plant Cell Online, 19 (1): 148-162.

Boerjan W, Ralph J, Baucher M. 2003. Lignin biosynthesis [J]. Annu Rev Plant Biol, 54: 519-546.

Brenda W S. 2002. Biosynthesis of flavonoids and effects of stress [J]. Current Opinion in Plant Biology, 5 (3): 218-223.

Brenda W S. 2001. Flavonoid biosynthesis. A colorful model for genetics, biochemistry, cell biology, and biotechnology [J]. Plant Physiology, 126 (2): 485-493.

Castañeda-Ovando A, Pacheco-Hernández M D L, Páez-Hernández M E, et al. 2009. Chemical studies of anthocyanins: A review [J]. Food Chemistry, 113 (4): 859-871.

Chang S S, Park S K, Kim B C, et al. 1994. Stable genetic transformation of *Arabidopsis thaliana* by *Agrobacterium* inoculation *in planta* [J]. The Plant Journal, 5 (4): 551-558.

Chong J L, Poutaraud A, Hugueney P. 2009. Metabolism and roles of stilbenes in plants [J]. Plant Science, 177 (3): 143-155.

Chukwumah Y, Walker L T, Verghese M. 2009. Peanut skin color: a biomarker for total polyphenolic content and antioxidative capacities of peanut cultivars [J]. International Journal of Molecular Sciences, 10 (11): 4 941-4 952.

Coleman H D, Samuels A L, Guy R D, et al. 2008. Perturbed lignification impacts tree growth in hybrid poplar - a function of sink strength, vascular integrity, and photosynthetic assimilation [J]. Plant Physiology, 148 (3): 1 229-1 237.

Costa A G V, Garcia-Diaz D F, Jimenez P, et al. 2013. Bioactive compounds and health benefits of exotic tropical red-black berries [J]. Journal of Functional Foods, 5 (2): 539-549.

Dangl J L, Jones J D. 2001. Plant pathogens and integrated defence responses to infection [J]. Nature, 411 (6839): 826-833.

Dao T T H, Linthorst H J M, Verpoorte R. 2011. Chalcone synthase and its functions in plant resistance [J]. Phytochemistry Reviews, 10 (3): 397-412.

Dixon R A, Pasinetti G M. 2010. Flavonoids and isoflavonoids: from plant biology to agriculture and neuroscience [J]. Plant Physiology, 154 (2): 453-457.

Do C T, Pollet B, Thevenin J, et al. 2007. Both caffeoyl Coenzyme A 3-O-methyltransferase 1 and caffeic acid O-methyltransferase 1 are involved in redundant functions for lignin, flavonoids and sinapoyl malate biosynthesis in *Arabidopsis* [J]. Planta, 226 (5): 1 117-1 129.

Edwards M. 2013. Biological activity of anthocyanins and their phenolic degradation products and metabolites in human vascular endothelial cells [D]. University of East Anglia.

Ferrer J L, Jez J M, Bowman M E, et al. 1999. Structure of chalcone synthase and the molecular basis of plant polyketide biosynthesis [J]. Nature Structural Biology, 6 (8): 775-784.

Ferreyra M L F, Rius S P, Casati P. 2012. Flavonoids: biosynthesis, biological functions and biotechnological applications [J]. Frontiers in Plant Science, 3: 222.

Ferreyra M L F, Rius S, Emiliani J, et al. 2010. Cloning and characterization of a UV-B-inducible maize flavonol synthase [J]. The Plant journal: for cell and molecular biology, 62 (1): 77-91.

Forkmann G, Matens S. 2001. Metabolic engineering and applications of flavonoids [J]. Current Opinion in Biotechnology, 12 (2): 155-160.

Franke R, Hemm M R, Denault J W, et al. 2002. Changes in secondary metabolism and deposition of an unusual lignin in the ref8 mutant of *Arabidopsis* [J]. The Plant Journal, 30 (1): 47-59.

Franke R, Humphreys J M, Hemm M R, et al. 2002. The Arabidopsis *ref8* gene encodes the 3-hydroxylase of phenylpropanoid metabolism [J]. The Plant Journal, 30 (1): 33-45.

Franke R, Mcmichael C M, Meyer K, et al. 2000. Modified lignin in tobacco and poplar plants over-expressing the *Arabidopsis* gene encoding ferulate 5-hydroxylase [J]. The Plant Journal, 22 (3): 223-234.

Fraser C M, Chapple C. 2011. Arabidopsis Book: The phenylpropanoid pathway in Arabidopsis [M]. The American Society of Plant Biologists: e0152.

Giusti M M, Wrolstad R E. 2003. Acylated anthocyanins from edible sources and their applications in food systems [J]. Biochemical Engineering Journal, 14 (3): 217-225.

Goffner D, Campbell M M, Campargue C, et al. 1994. Purification and characterization of cinnamoyl-coenzyme A: NADP oxidoreductase in Eucalyptus gunnii [J]. Plant Physiology, 106 (2): 625-632.

Goujon T, Ferret V, Mila I, et al. 2003. Down-regulation of the *AtCCR*1 gene in *Arabidopsis thaliana*: effects on phenotype, lignins and cell wall degradability [J]. Planta, 217 (2): 218-228.

Guo D, Chen F, Inoue K, et al. 2001. Downregulation of caffeic acid 3-O-methyltransferase and caffeoyl CoA 3-O-methyltransferase in transgenic alfalfa: impacts on lignin structure and implications for the biosynthesis of G and S lignin [J]. The Plant Cell Online, 13 (1): 73-88.

Hammerbacher A, Kandasamy D, Ullah C, et al. 2019. Flavanone-3-hydroxylase plays an important role in the biosynthesis of spruce phenolic defenses against bark beetles and their fungal associates [J]. Frontiers in Plant Science, 10: 208.

Han Y H, Huang K Y, Liu Y J, et al. 2017. Functional analysis of two flavanone-3- hydroxylase genes from *Camellia sinensis*: A critical role in flavonoid accumulation [J]. Genes, 8 (11): 300.

Han Y Y, Zhao W W, Wang Z C, et al. 2014. Molecular evolution and sequence divergence of plant *chalcone synthase* and *chalcone synthase* -Like genes [J]. Genetica, 142 (3): 215-225.

Hichri I, Barrieu F, Bogs J, et al. 2011. Recent advances in the transcriptional regulation of the flavonoid biosynthetic pathway [J]. Journal of Experimental Botany, 62 (8): 2 465-2 483.

Hoffmann L, Besseau S, Geoffroy P, et al. 2004. Silencing of hydroxycinnamoyl-coenzyme A shikimate/quinate hydroxycinnamoyltransferase affects phenylpropanoid biosynthesis [J]. The Plant Cell Online, 16 (6): 1 446-1 465.

Holton T A, Brugliera F, Lester D R, et al. 1993. Cloning and expression of cytochrome P450 genes controlling flower colour [J]. Nature, 366: 276-279.

Holton T A, Brugliera F, Tanaka Y. 1993. Cloning and expression of flavonol synthase from *Petunia hybrida* [J]. The Plant journal: for cell and molecular biology, 4 (6): 1 003-1 010.

Jiang F, Wang J Y, Jia H F, et al. 2013. RNAi-mediated silencing of the flavanone 3 - hydroxylase gene and its effect on flavonoid biosynthesis in strawberry fruit [J]. Journal of Plant Growth Regulation, 32 (1): 182-190.

Jin Q H, Han X H, Hong S S, et al. 2012. Antioxidative oligostilbenes from *Caragana sinica* [J]. Bioorganic & Medicinal Chemistry Letters, 22 (2): 973-976.

Jones L, Ennos A R, Turner S R. 2001. Cloning and characterization of irregular xylem4 (irx4): a severely lignin - deficient mutant of *Arabidopsis* [J]. The Plant Journal, 26 (2): 205-216.

Joshi R, Kulkarni Y A, Wairkar S. 2018. Pharmacokinetic, pharmacodynamic and formulations aspects of Naringenin: An update [J]. Life Sciences, 215: 43-56.

Julkunen-Tiitto R, Nenadis N, Neugart S, et al. 2014. Assessing the response of plant flavonoids to UV radiation: an overview of appropriate techniques [J]. Phytochemistry Reviews, 14 (2): 273-297.

Kakorin P A, Tereshkina O I, Ramenskaya G V. 2018. Potential biological activity and chemical composition of *Caragana Jubata* (Pall.) Poir. [J]. Pharmaceutical Chemistry Journal, 52 (6): 531-535.

Khoo H E, Azlan A, Tang S T, et al. 2017. Anthocyanidins and anthocyanins: colored pigments as food, pharmaceutical ingredients, and the potential health benefits [J]. Food & Nutrition Research, 61 (1): 1 361 779.

Khumkarjorn N, Thanonkeo S, Yamada M, et al. 2016. Cloning and expression analysis of a flavanone 3-hydroxylase gene in *Ascocenda* orchid [J]. Journal of Plant Biochemistry and Biotechnology, 26 (2): 179-190.

Kong J M, Chia L S, Goh N K, et al. 2003. Analysis and biological activities of anthocyanins [J]. Phytochemistry, 64 (5): 923-933.

Kumar A, Singh B, Singh K. 2015. Functional characterization of *flavanone 3-hydroxylase* gene from *Phyllanthus emblica* (L.) [J]. Journal of Plant Biochemistry and Biotechnology, 24 (4): 453-460.

Kumar S, Pandey A K. 2013. Chemistry and biological activities of flavonoids: an overview [J]. The Scientific World Journal, (11-12): 162 750.

Lauvergeat V, Lacomme C, Lacombe E, et al. 2001. Two cinnamoyl-CoA reductase (CCR) genes from *Arabidopsis thaliana* are differentially expressed during development and in response to infection with pathogenic bacteria [J]. Phytochemistry, 57 (7): 1 187-1 195.

Li X, Zhang L, Ahammed G J, et al. 2017. Nitric oxide mediates brassinosteroid-induced flavonoid biosynthesis in *Camellia sinensis* L. [J]. Journal of Plant Physiology, 214: 145-151.

Lim Y P, Go M K, Yew W S. 2015. Exploiting the biosynthetic potential of type III polyketide synthases [J]. Molecules, 21 (6): 806.

Liu Z Y, Zhuang C X, Sheng S J, et al. 2011. Overexpression of a resveratrol synthase gene (*PcRS*) from *Polygonum cuspidatum* in transgenic *Arabidopsis* causes the accumulation of trans-piceid with antifungal activity [J]. Plant Cell Reports, 30 (11): 2 027-2 036.

Lu Y, Shao D Y, Shi J L, et al. 2016. Strategies for enhancing resveratrol production and the expression of pathway enzymes [J]. Applied Microbiology and Biotechnology, 100 (17): 7 407-7 421.

Ma D Y, Sun D X, Wang C Y, et al. 2014. Expression of flavonoid biosynthesis genes and accumulation of flavonoid in wheat leaves in response to drought stress [J]. Plant Physiology and Biochemistry, 80: 60-66.

Manach C, Scalbert A, Morand C, et al. 2004. Polyphenols: food sources and bioavailability [J]. The American Journal of Clinical Nutrition, 79 (5): 727-747.

Marita J M, Ralph J, Hatfield R D, et al. 2003. Structural and compositional modifications in lignin of transgenic alfalfa down-regulated in caffeic acid 3-O-methyltransferase and caffeoyl coenzyme a 3-O-methyltransferase [J]. Phytochemistry, 62 (1): 53-65.

Meyer K, Shirley A M, Cusumano J C, et al. 1998. Lignin monomer composition is determined by the expression of a cytochrome P450-dependent monooxygenase in *Arabidopsis* [J]. Proceedings of the National Academy of Sciences, 95 (12): 6 619-6 623.

Morita Y, Takagi K, Fukuchi-Mizutani M, et al. 2014. A chalcone isomerase-like protein enhances flavonoid production and flower pigmentation [J]. The

Plant Journal, 78 (2): 294-304.

Moura J C M S, Bonine C A V, Viana J D O F, et al. 2010. Abiotic and biotic stresses and changes in the lignin content and composition in plants [J]. 植物学报 (英文版), 52 (4): 360-376.

Nair A, Kuban B D, Tuzcu E M, et al. 2002. Coronary plaque classification with intravascular ultrasound radiofrequency data analysis [J]. Circulation, 106 (17): 2 200-2 206.

Nielsen K, Deroles S C, Markham K R, et al. 2002. Antisense flavonol synthase alters copigmentation and flower color in lisianthus [J]. Molecular Breeding, 9 (4): 217-229.

Nishihara M, Yamada E, Saito M, et al. 2014. Molecular characterization of mutations in white-flowered torenia plants [J]. BMC Plant Biology, 14 (1): 86.

O'Dell M, Metzlaff M, Flavell R B. 1999. Post - transcriptional gene silencing of chalcone synthase in transgenic petunias, cytosine methylation and epigenetic variation [J]. The Plant Journal, 18 (1): 33-42.

Owens D K, Alerding A B, Crosby K C, et al. 2008. Functional analysis of a predicted flavonol synthase gene family in *Arabidopsis* [J]. Plant Physiol, 147 (3): 1 046-1 061.

Panche A N, Diwan A D, Chandra S R. 2016. Flavonoids: an overview [J]. Journal of Nutritional Science, 5 (e47): 1-15.

Parage C, Tavares R, Réty S, et al. 2012. Structural, functional, and evolutionary analysis of the unusually large stilbene synthase gene family in grapevine [J]. Plant physiology, 160 (3): 1 407-1 419.

Park S H, Lee C W, Cho S M, et al. 2018. Crystal structure and enzymatic properties of chalcone isomerase from the Antarctic vascular plant *Deschampsia antarctica* Desv. [J]. PLOS ONE, 13 (2): e0 192 415.

Patten A M, Jourdes M, Brown E E, et al. 2007. Reaction tissue formation and stem tensile modulus properties in wild-type and p-coumarate-3-hydroxylase downregulated lines of alfalfa, *Medicago sativa* (Fabaceae) [J]. American journal of botany, 94 (6): 912-925.

Pelletier M K, Burbulis I E, Winkel-Shirley B. 1999. Disruption of specific flavonoid genes enhances the accumulation of flavonoid enzymes and endproducts in *Arabidopsis* seedlings [J]. Plant molecular biology, 40 (1): 45-54.

Perez-Vizcaino F, Fraga C G. 2018. Research trends in flavonoids and health [J]. Archives of Biochemistry & Biophysics, 646: 107-112.

Petrussa E, Braidot E, Zancani M, et al. 2013. Plant flavonoids—biosynthesis, transport and involvement in stress responses [J]. International Journal of Molecular Sciences, 14 (7): 14 950-14 973.

Pichon M, Courbou I, Beckert M, et al. 1998. Cloning and characterization of two maize cDNAs encoding cinnamoyl-CoA reductase (CCR) and differential expression of the corresponding genes [J]. Plant Mol Biol, 38 (4): 671-676.

Piquemal J, Chamayou S, Nadaud I, et al. 2002. Down-regulation of caffeic acid O-methyltransferase in maize revisited using a transgenic approach [J]. Plant Physiology, 130 (4): 1 675-1 685.

Preu A, Stracke R, Weisshaar B, et al. 2009. *Arabidopsis thaliana* expresses a second functional flavonol synthase [J]. FEBS letters, 583 (12): 1 981-1 986.

Raes J, Rohde A, Christensen J H, et al. 2003. Genome-wide characterization of the lignification toolbox in *Arabidopsis* [J]. Plant Physiol, 133 (3): 1 051-1 071.

Ralph J, Akiyama T, Kim H, et al. 2006. Effects of coumarate 3-hydroxylase down-regulation on lignin structure [J]. Journal of Biological Chemistry,

281 （13）：8 843-8 853.

Santos E L, Maia B H L N S, Ferriani A P, et al. 2017. Flavonoids - from biosynthesis to human health: Chapter 1 - Flavonoids: classification, biosynthesis and chemical ecology ［M］. Intech: 1-16.

Saslowsky D E, Dana C D, Winkel-Shirley B. 2000. An allelic series for the chalcone synthase locus in*Arabidopsis* ［J］. Gene, 255 （2）：127-138.

Schilmiller A L, Stout J, Weng J K, et al. 2009. Mutations in the cinnamate 4-hydroxylase gene impact metabolism, growth and development in Arabidopsis ［J］. Plant J, 60 （5）：771-782.

Schmitt D, Pakusch A E, Matern U. 1991. Molecular cloning, induction and taxonomic distribution of caffeoyl-CoA 3-O-methyltransferase, an enzyme involved in disease resistance ［J］. Journal of Biological Chemistry, 266 （26）：17 416-17 423.

Schwede T, Kopp J, Guex N, et al. 2003. SWISS-MODEL: an automated protein homology - modeling server ［J］. Nucleic acids research, 31 （13）：3 381-3 385.

Shanker A K, Shanker C. 2016. Abiotic and biotic stress in plants: recent advances and future perspectives ［M］. IntechOpen: 185-227.

Sibout R, Eudes A, Pollet B, et al. 2003. Expression pattern of two paralogs encoding cinnamyl alcohol dehydrogenases in Arabidopsis. Isolation and characterization of the corresponding mutants ［J］. Plant Physiology, 132 （2）：848-860.

Somerville C, Bauer S, Brininstool G, et al. 2004. Toward a systems approach to understanding plant cell walls ［J］. Science Signalling, 306 （5705）：2 206.

Song X Y, Diao J J, Ji J, et al. 2016. Molecular cloning and identification of a flavanone 3-hydroxylase gene from *Lycium chinense* , and its overexpression enhances drought stress in tobacco ［J］. Plant Physiology and Biochemistry,

98: 89-100.

Takaya M, Masayuki K, Kazunorl O, et al. 2002. Flavonol synthase gene expression during citrus fruit development [J]. Physiologia plantarum, 114 (2): 251-258.

Tamura K, Dudley J, Nei M, et al. 2007. MEGA4: Molecular Evolutionary Genetics Analysis (MEGA) software version 4. 0 [J]. Mol Biol Evol, 24 (8): 1 596-1 599.

Tamura K, Peterson D, Peterson N, et al.2011.MEGA5: molecular evolutionary genetics analysis using maximum likelihood, evolutionary distance, and maximum parsimony methods [J]. Mol Biol Evol, 28 (10): 2 731-2 739.

Tang K, Zhan J C, Yang H R, et al. 2010. Changes of resveratrol and antioxidant enzymes during UV-induced plant defense response in peanut seedlings [J]. Journal of Plant Physiology, 167 (2): 95-102.

Thaipong K, Boonprakob U, Crosby K, et al. 2006. Comparison of ABTS, DPPH, FRAP, and ORAC assays for estimating antioxidant activity from guava fruit extracts [J]. Journal of Food Composition and Analysis, 19 (6-7): 669-675.

Tsuda T. 2012. Dietary anthocyanin-rich plants: biochemical basis and recent progress in health benefits studies [J]. Molecular Nutrition & Food Research, 56 (1): 159-170.

Tu Y H, Liu F, Guo D D, et al. 2016. Molecular characterization of flavanone 3-hydroxylase gene and flavonoid accumulation in two chemotyped safflower lines in response to methyl jasmonate stimulation [J]. BMC Plant Biology, 16 (1): 132.

Vanholme R, Demedts B, Morreel K, et al. 2010. Lignin biosynthesis and structure [J]. Plant Physiol, 153 (3): 895-905.

Vanholme R, Morreel K, Ralph J, et al. 2008. Lignin engineering [J]. Curr

Opin Plant Biol, 11 (3): 278-285.

Wang W, Tang K, Yang H R, et al. 2010. Distribution of resveratrol and stilbene synthase in young grape plants ( *Vitis vinifera* L. cv. Cabernet Sauvignon ) and the effect of UV - C on its accumulation [J]. Plant Physiology and Biochemistry, 48 (2): 142-152.

Wang Z, Wang S S, Wu M Z, et al. 2019. Evolutionary and functional analyses of the 2-oxoglutarate- dependent dioxygenase genes involved in the flavonoid biosynthesis pathway in tobacco [J]. Planta, 249 (2): 543-561.

Weng C J, Yen G C. 2012. Flavonoids, a ubiquitous dietary phenolic subclass, exert extensive *in vitro* anti - invasive and *in vivo* anti - metastatic activities [J]. Cancer & Metastasis Reviews, 31 (1-2): 323-351.

Weng J K, Akiyama T, Bonawitz N D, et al. 2010. Convergent evolution of syringyl lignin biosynthesis via distinct pathways in the Lycophyte *Selaginella* and Flowering Plants [J]. The Plant Cell, 22 (4): 1 033-1 045.

Weng J K, Chapple C. 2010. The origin and evolution of lignin biosynthesis [J]. New Phytol, 187 (2): 273-285.

Weng J K, Li X, Stout J, et al. 2008. Independent origins of syringyl lignin in vascular plants [J]. Proceedings of the National Academy of Sciences, 105 (22): 7 887-7 892.

Weng J K, Noel J P. 2012. Methods in enzymology: Chapter fourteen - Structure- function analyses of plant type III polyketide synthases [M]. Elsevier, 515: 317-335.

Wu Y Q, Zhu M Y, Jiang Y, et al. 2018. Molecular characterization of chalcone isomerase ( *CHI* ) regulating flower color in herbaceous peony ( *Paeonia lactiflora* Pall. ) [J]. Journal of Integrative Agriculture, 17 (1): 122-129.

Xia E Q, Deng G F, Guo Y J, et al. 2010. Biological activities of polyphenols from Grapes [J]. International Journal of Molecular Sciences, 11 (2):

622-646.

Xu F, Li L L, Zhang W W, et al. 2012. Isolation, characterization, and function analysis of a flavonol synthase gene from Ginkgo biloba [J]. Molecular biology reports, 39 (3): 2 285-2 296.

Xu Z, Zhang D, Hu J, et al. 2009. Comparative genome analysis of lignin biosynthesis gene families across the plant kingdom [J]. BMC Bioinformatics, 10 (Suppl 11): S3.

Yang B, Liu H L, Yang J L, et al. 2018. New insights on bioactivities and biosynthesis of flavonoid glycosides [J]. Trends in Food Science & Technology, 79: 116-124.

Ye Z H, Kneusel R E, Matern U, et al. 1994. An alternative methylation pathway in lignin biosynthesis in Zinnia [J]. The Plant Cell Online, 6 (10): 1 427-1 439.

Yin Y C, Zhang X D, Gao Z Q, et al. 2019. The research progress of chalcone isomerase (CHI) in plants [J]. Molecular Biotechnology, 61 (1): 32-52.

Yu H N, Wang L, Sun B, et al. 2015. Functional characterization of a chalcone synthase from the liverwort *Plagiochasma appendiculatum* [J]. Plant Cell Reports, 34 (2): 233-245.

Zhao Q, Dixon R A. 2011. Transcriptional networks for lignin biosynthesis: more complex than we thought? [J]. Trends Plant Sci, 16 (4): 227-233.

Zhu J F, Li W F, Yang W H, et al. 2013. Identification of microRNAs in *Caragana intermedia* by high-throughput sequencing and expression analysis of 12 microRNAs and their targets under salt stress [J]. Plant Cell Reports, 32 (9): 1 339-1 349.